「職場うつ」からの再生

春日武彦・埜崎健治 編著
Kasuga Takehiko　　Nozaki Kenji

Ψ金剛出版

はじめに

埜崎健治

ここで書かれていることは、当事者やその家族から教えてもらったこと、そして当事者やその家族自身が語ったことである。筆者の経験上、ある程度の意味があったと感じていることであり、エビデンス（科学的な根拠）に基づいたものではない。

だからここに書かれていることだけがベストな方法ではないし唯一の方法でもない。そしてあくまでも一般論であり個々の状況に応じて修正・調整が必要である。だからこの本の方法と違うからといって、それだけで今行なっていることが意味がないとか無駄ということではない。

第1章で説明するように、うつ病の診断基準が混乱しているなか、筆者が出会った当事者や家族に共通しているのは病名ではなく、「なかなか良くならない、少しでも楽になりたい」「仕事をしたいけど、うつが良くならないから働けない」という実感である。よって本書ではなかなか良くならないうつをターゲットにして話を進めたい。この点については第2章で触れることになる。

うつ病に関してはたくさんの情報や方法があふれかえっているが、何が合うのか？　どれが有効か？　と悩むこともあると思う。そのときには次の三つの基本的姿勢に当てはめて考えてもらえるといい。

▼ルール1——もしうまくいっていることがあればそのまま続けよう！

本書に書かれていることと今実践していることが異なっていても、それで回復の方向に向かっている場合には、是非そのまま継続してほしい。

ただうつを抱えていると、うまくいっていることやできていることがあるのに気がつけないことが多い。本書では、うまくいっていることやできていることに気がつく方法についても触れているので参考にしてもらいたい。

▼ルール2――もしうまくいっていないのであれば（なんでもいいから）違うことをやってみよう！

今実践していることがうまくいっていないのであれば、本書を参考にして新たな実践を試してほしい。ただ、違うこと（新しいこと）を行なうことはとても勇気がいることであるし不安が伴うことでもある。最初からすべて実践しようとするのではなく、できそうなこと（小さいこと）からスタートしてほしい。

▼ルール3――もし一度やってうまくいっているのであればもう一度やってみよう！

本書を参考に実践してうまくいったなら、是非それを続けてほしい。継続は力なりである。反対にうまくいかないことはどんどんやめて違うことに変えてほしい。

この三つのルールはソリューション・フォーカスト・アプローチ（問題解決技法）の基本的姿勢であり、筆者もこの考え方を基本に実践をしてきた。本書のなかでもこの考え方に触れながら、第3章「うつとリハビリテーション」、第4章「うつのリハビリテーションの過程」、第5～7章「うつのリハビリテーションの実際1～3」と、具体的な実践例を物語形式で解説していく。

＊

最後にもう一言。有効だといわれる治療方法には副作用があると考えて間違いないだろう。例えばＳＳＲＩ（セロトニン再取り込み阻害薬）、カウンセリング（認知行動療法）など有効だといわれる治療方法にも副作用はある。このような副作用やうつに対処するためのポイントについては、詳しくはコラムを読んでもらいたい。

では何から始めればいいのか、わからなくなってしまうことがあるかもしれない。その場合には無責任のようだが自分が始められそうなことから選べばいい。自分に合いそうだと思える方法を自分で選ぶことである。その後は三つの基本的姿勢に基づいて、自分なりにアレンジして変更していってもらえればうれしい。

「職場うつ」からの再生

目次

コラム

「職場うつ」からの再生

春日武彦・埜崎健治＝編著

第Ⅰ章　現代型うつの実態

――春日武彦

▼医療者の本音

現代型うつという名称には、医療サイドの困惑と苛立ちとが付与されている。あえて言うなら、小さな溜息とともに発せられる名称なのである。

なるほど、「現代型」と冠せられてはいても、「うつ」の部分に注目すればそれはまさにうつ症状そのものであり、本人も苦しんでいる。だが病像をトータルで眺めると、従来までうつ病（内因性うつ病。いわゆる抗うつ薬が効き、発病の誘因は必ずしも明確ではなく、病前性格に一定の特徴がある）とされていたもの（以下、古典的うつ病と称することにする）とはかなりニュアンスが異なる。治療も今まで通りにはいかない。現代型うつの登場によって、精神科医は「ヤブ医者」へと転落してしまったのである。

したがって医療サイドの困惑とは、実は医療者たちの「今までの治療法が通用しないじゃないか。いや、むしろパーソナリティ障害に近いのではないのか。そもそもこれをうつ病と捉えていいのだろうか」等々の苦い思いを反映している。治療する側が、無力感や不条理感どころか被害感すら抱いてしまっている。

そして苛立ちとは、古典的うつ病を呈する人たちと大きく異なった現代型うつ患者のイメージに由来する。

古典的うつ病の病前性格として知られているのは、執着気質とかメランコリー親和性とされるものである。真面目で几帳面で頑張り屋。気配りを忘れず実直で凝り性。そのぶんソツのなさには欠けるといった、つまり「いい人」なのである。うつ病の人に「頑張れ」と励ますのは禁忌とされているが、それは古典的うつ病の患者は頑張ろうにも頑張れなくなって沈みこんでいる状態なので、そうした人を励ますと当人は「お前はもっと頑張れるはずなのにそれを怠っているではないか」と非難されているように受け取ってしまうからである。

また古典的うつ病の症状のひとつに、自責感というものがある。他人のせいにせずに自分を責める。たとえばうつ状態ゆえに能率が落ち、仕事がどんどんたまっていく。すると「自分が不甲斐ないばかりに……」と自分を責める。申し訳ないと恐縮する。自分を卑下し、自分を無価値と見なし、自分なんか生きていても迷惑をかけるばかりだといった発想の延長に自殺念慮が生じる。しかも古典的うつ病は中年以降に発病するケースが多いので、なおさら事態は悲惨となりやすい。

ところが現代型うつの場合、病前性格は「いい人」とは異なる。嫌な性格というわけではないにせよ、マイペースで他人は他人と割り切り、しかも往々にして空気が読めない。自信家の割には実力が伴わなかったり、権利意識ばかりが強かったりすることが少なくない。比較的若年（三〇代が中心）に発症し、うつ状態に陥っても、自責感とは反対に他人を責めたり文句を言いたがる傾向がある。

古典的うつ病では自宅で静養していても、何もする元気がなく、暗い表情で項を垂れて（あるいは悶々として）いる。いっぽう現代型うつでは、自宅静養となると結構元気を取り戻し、趣味や遊びはしっかりと謳歌することが珍しくない。どこか図々しさを感じさせる。ぬけぬけとした態度が垣間見える。だから詐病ではないかと疑う者がいても不自然ではあるまい。

そんな次第で、古典的なうつ病患者の人物像に慣れ親しんできた医療者としては、現代型うつの患者の姿に多かれ少なかれ鼻白んでしまう。どこかアンフェアな印象を覚えてしまうのである。

おまけに、従来通用していた治療では上手くいかない。医療サイドは大いに自信をなくしプライドを傷つけられる。ようやく快方に漕ぎつけても、来週から職場復帰するとなると、たちまち症状が元の木阿弥になったりする。これでは医療者は自分の努力を否定されたり揶揄されているような気分にすらなりかねない。

といった次第で現代型うつなる名称には、医療サイドの陰性感情が多かれ少なかれ含まれている。

▼医学的な位置づけ

古典的うつ病の進化型ないしは現代ヴァージョンが現代型うつなのだろうか。それとも、最近になって出現したまったく新しい疾患なのだろうか。

まず古典的うつ病が現代風にアレンジされた可能性。

従来の学説に則れば、すでに述べたように真面目すぎて不器用な性格が古典的うつ病の諸症状の基礎を形作る。ということは、ドライでマイペースで空気が読めずプライドばかり高いような人間がうつ病に罹るはずはないという理屈になる。

だが実際には、執着気質とかメランコリー親和性の性格の持ち主のみが古典的うつ病になるとは限らない。またドイツを除く欧米諸国では、うつ病と執着気質やメランコリー親和性との関連をさして重視していないという。したがってマスコミ的な言い方になるが、昨今の若者に見られがちな性格（オタク的だったり、草食系だったり、ジコチューであったり）でもうつ病にはなり得るわけで、そうなると症状にも性格相応のアレンジがなされることになるだろう。

言い方を変えれば、古典的うつ病発症について病前性格を重視してきた従来の学説は、それほど万全なものではなかったのかもしれない。家族や地域や会社への帰属意識が重視され、真面目で地道な生き方が尊ばれ、終身雇用が成立していた時代であったからこそ、執着気質やメランコリー親和性の人物がそのような時代風潮についていけなくなってうつ病に至った。現代では、もっと別な風潮がもっと別な形で適応を図る人間を多数生み出している。彼らが破綻してうつに至れば、その症状は当然もっと現代的なものに変貌しているに違いない。あえてひねくれた言い方をするなら、執着気質やメランコリー親和性とのペアで認識される古典的うつ病は、もはや一種のノスタルジーに近いのかもしれない。

では、まさに「現代」において登場した新種の「うつを主症状とする精神疾患」の可能性はどうであろうか。

そこまで穿って考える必要はなさそうである。少なくとも、未知のウイルスが出現して猛威を振るうとか、以前には見られなかったタイプのアレルギーの出現といった類の事象とは異なるだろう。むしろ、これまでも存在していた類型ではあったものの受診に至る患者が少なかったり、職場の許容力や精神科への偏見によって隠蔽されていたのではないか。啓発活動による患者の掘り起こしに伴って、古典的なタイプ以外のうつが顕在化した（あるいは、うつと見なされるようになった）ということではないのか。

非定型うつ病、逃避型うつ病、未熟型うつ病、ディスチミア親和型うつ病、抑うつ神経症、退却神経症、パーソナリティ障害や適応障害に伴う「うつ」などが、それぞれきちんと吟味されることなく十把一絡げに現代型うつというカテゴリーに囲い込まれてしまったのではないのだろうか。

さらにもうひとつ。うつ病には単極性と双極性があり、後者はいわゆる「躁うつ病」と呼ばれ、頻度は比較的少ないものとされてきた。しかし実際には、予想以上に双極性のバリエーションは多いらしい。有名なものとしては双極性II型と呼ばれるものである。うつの波は大きいが、躁の波は小さく見逃されやすい。その結果、むしろパーソナリティ障害と間違われたり、単極性と思われたりする。こうした患者がうつ状態にある場合、古典的うつ病に準じた治療を行なっても効果に乏しいどころか、躁の要素が半端に賦活されていよいよ扱いにくい患者と化してしまったりする。

さきほど名称のみ挙げた非定型うつ病についても、双極性II型にきわめて近いものと考える研究者もいる。というわけで双極性のバリエーションもまた現代型うつにカウントされることによって、いよいよ現代型うつはその正体を混沌としたものにしていく。

▼「うつ」を整理する

問題の根本には、「言葉のまやかし」が横たわっている。人間は、ちょっとしたことでも「うつ的」になりやすい存在である。気の進まないこと、厄介なこと、悲しいこと、悔しいこと、さらには体調が悪くても気分は「うつ」へと傾く。だが失恋による心の落ち込みや、仕事の失敗による落胆や、家族の不和による気分の暗さを、精神科でＳＳＲＩでも処方してもらって解決しようとしたらそれはお門違いというものであろう。

しかしそれでも「うつ」は「うつ」である。失恋に対する心の癒し方、仕事の失敗に対してどのように反省し善後策を講じるか、家族の不和をいかに自分の生き方と重ね合わせて心の平和へと漕ぎ着けるか――それらは、少なくとも精神科へ持ち込む話ではあるまい。占い師へ相談に行ったほうがまだ現実的である。常識的には、そのような辛い体験を重ねて人間は成熟していくのであるし、書物や友人や先輩もそうしたときにこそ支えになってくれるのではなかったか。

あらゆる悩みや悲しみや不平や不満が、すべて「うつ」という言葉で表現されると、それは医療が解決しなければならない問題ということになる。もしかすると、「うつ」という言葉は現実と直面することを避けるためのきわめて便利な装置となっているのかもしれない。ましてやキャンペーンが行き届き、うつは心の風邪でありクスリが救いをもたらしてくれることになってしまっているのだから。

何でもかんでも「うつ」ということになると、かつては成立していた「(内因性)うつ病イコール抗うつ薬に反応して比較的すっきりと治る」といった図式は、ほんの一部の症例にしか当てはまらなくなってしまう。当然だろう。神経症や反応性やパーソナリティ障害や双極性の亜型までもが「うつ病」となってしまえば、古典的なうつ病に相当しないものは現代型うつとでも称して別扱いにするしかないではないか。

ここで、うつ病周辺の疾患について整理しておくことにする。

まず単極性（うつ症状のみ）。大うつ（定義はＤＳＭ参照）には、**①古典的うつ病**、**②非定型うつ病**、**③季節性うつ病**が含まれる。小うつとしては、**④ディスチミア（気分変調症）**が含まれ、これはかつて抑うつ神経症と呼ばれていたものにほぼ相当する。

次に双極性。大うつを示すものとしては、**⑤双極性Ⅰ型**（いわゆる躁うつ病と称されてきたタイプ）と、**⑥双極性Ⅱ型**が挙げられ、小うつを示すものとして、**⑦気分循環性障害**がある。

以上①〜⑦を一括して気分障害と称するが、そのうちの②③④⑥⑦、さらには**反応性のうつ状態**や**パーソナリティ障害のうつ状態**、**適応障害**、**発達障害の絡んだうつ状態**などが「現代型うつ」としてカウントされる。また①や⑤も現代社会の変化を反映して「現代型うつ」のイメージに近い病状を示すことがある。

つまり現代型うつには神経症やパーソナリティ障害や発達障害の範疇のものまで含まれてしまっているのだから、抗うつ薬が無効どころかマイナスになるケースも少なくないことが分かろうし、「励まし」が有効だったり、休職・休学が本人に「わたしはうつ病である」という病人モードへ気持ちを切り替えさせて遷延の契機となりかねないことも理解されよう。

なお単極性と双極性といった分類を便宜上行なったが、ことに⑥双極性Ⅱ型はうつ状態ばかりが目立ち、そこに小さな躁状態（むしろちょっと明るくなったとか、シニカルさや陰険さが目立っただけのように映って、躁のイメージからは隔たることが多い）が出没するため、あたかもパーソナリティ障害に見えたりすること、また非定型うつ病が双極性II型に類縁しているらしいという説のあることは前節で述べた通りである。

したがって、現代型うつは多彩な疾患の集まりであり、しかも区別の紛らわしいものが多数存在する。手厳しく言うなら、誤診や間違った治療が生じやすい。

▼症状と治療についての復習

古典的な内因性うつ病では、不眠（ことに夜中や明け方に目覚めてしまい、そのままベッドで悶々と取り越し苦労をするといった「早朝覚醒」が見られがち）、日内変動（朝の調子が最悪で、夕方や夜にはいくぶん気が落ち着く。朝の不調は、早朝覚醒と関係しているだろう）、興味関心の喪失、集中力低下や億劫感、食欲低下、自責感などが目立ち、自己を卑下・否定し、「もう取り返しが付かない」といった絶望感に駆られやすい。自分の苦しさを恥じ、他人に辛さを語らずじっと堪えようとする傾向がある。

だからこそ「あなたはうつ病です」と告知し服薬と休養の必要性を告げると、今自分が仕事を休んだら同僚に迷惑をかけるなどと渋りつつも、どこか安堵したトーンも伝わってくるのである。そのあたりが医療者にとっても治療のモチベーションを高めることになる。

ところが現代型うつでは、むしろ過眠や過食が現れたり、職場では「うつ」でも自宅静養中は趣味に熱心だったりディズニーランドへ行くなどの余裕を見せ（その代わり静養期間が終わりに近づくとまた症状が再燃する）、感情は妙に敏感に反応して、ときには恨みや怒りの気持ちを剥き出しにしたり、他責的なところが目に付く。また身体が鉛のように重く、何もできなくなるといった訴えも珍しくない。さらには、自分の症状がいかに大変かを雄弁に語ったりもする。あるいはネットなどで調べたうつ症状と合致するとか、この薬を使ってくれとか、事前学習や要求が多い（医師としては、そんなことをするだけの余裕とエネルギーがある人をうつ病と診断することに抵抗を覚えることになる）。

現代型うつでは、過呼吸やパニック、リストカットなどの反復を随伴することもある。それはパーソナリティ障害的なものがベースにあるからかもしれないし、辛さや苦しさを少しでも軽減するための（あるいはアピールするための）現代風のガス抜きなのかもしれない。

治療については、現代型うつは多彩な疾患の集合ゆえに、「うつ→ＳＳＲＩ投与」などといったおざなりな対応ではまずい。もちろんそれで効果が見られる場合もあるが、双極性のバリエーションだと抗うつ薬は躁状態を引き起こす危険がある。気分安定薬を処方すべきだろう。神経症圏やパーソナリティ障害に近いものならば、カウンセリングや環境調整に重点が置かれる（とはいうものの、神経症圏なのにＳＳＲＩがそれなりに効いたりすることもあるので、ややこしい）。本人が要求するがままに休養させず、古典的なうつ病とはタイプが違うことを説明し、ときには激励もし、また家族や上司を交えての話し合いも必要かもしれない。そうでないと、本人を「うつ病患者という人生」に閉じ込めて（あるいは安住させて）しまう。

なお、おしなべて現代型うつは軽症である。ただし軽症だからすぐ治るという話にはならない。むしろだらだらと長引き、症状も一進一退である。その要因のひとつは、患者サイドに「重要なのは服薬と休養。うつには根性とか頑張るといった発想は禁忌である」といった先入観がマスコミやインターネットを通じて刷り込まれているからに違いない。ただたんに「うつ」という単語のみによって医療者サイドと患者とが合意したつもりになっているような粗雑な治療関係では、事態を悪い方向に導きかねないことを強調しておきたい。

■Q&A

ここであらためて素朴な疑問に答えておきたい。

Q－うつ病は増えているのですか？

A－受診患者数ということでいえば増えています。そして現代型うつの患者の占める率が高く、いっぽう古典的うつ病は増えていないといった実感がわたしにはあります。ただし現代型うつでは、たとえば神経症とかパーソナリティ障害の一症状としての「うつ状態」をもカウントしている可能性がありますから、うつ病という捉え方自体が以前とは変わってしまっています。抗うつ薬を適切に出していれば治っていく、といった意味でのうつ病はむしろ減少しているのではないでしょうか。

Q－長期化したりすぐ再燃するうつ病患者が昨今は目立つ気がします。しかも再燃は彼らにとって不本意な状況に置かれたときに生じやすい印象がある。そうなりますと、「疾病利得」といった言葉が連想されてしまうのですが……

A－なるほど職場の同僚や上司などは、そう思いたくなることもあるでしょうね。パーソナリティが未熟だったり、現代社会で生育するとストレス耐性も昔とは別の方向に発達する傾向があるようですから（妙なところにソツがなかったり図々しく見えたり、その代わり些細なことで傷ついたり、とストレスの感じ方について世代間の格差が大きい）、そのあたりがなおさら周囲（特に年長者）に悪感情を与えるのでしょう。当人はそこまで狡く立ち回ろうとは思っていないようですが。

Q－部下にうつ病という診断が与えられると、自殺の危険を考慮しなければならなくなります。ちょっと仕事が忙しかったり残業を頼むと、たちまち「うつになった」と言ってくる部下がいるのですが、もっと多忙な社員がたくさんいることを考えますと、正直なところ、安易にうつ病の診断を下す医師には腹が立ってしまうのです。たしかに自殺予防は重要でしょうが。

A－過労死の裁判において、常識を超えた過剰労働からうつ病が発症し、その結果自殺に至ったという解釈の判例が多く出されるようになりました。古典的うつ病と自殺とは関係が密接ですが、過労とうつ病はそう簡単には結びつきません。過労から神経衰弱となり疲弊したとか、神経症状態になったというのならともかく、そこまで因果関係は強くないはずです。もともと内因性うつ病では、環境の変化というあたりがもっとも発病の契機として重視されていたものの、過労が原因といったケースはそれほど多くなかった。しかしだから過労になると自殺の危険はないとか、そういったことではなく、過労と自殺とを結びつけるために安易にうつ病を援用したことがなおさら現代型うつに対して「腫れ物に触る」といった周囲の姿勢を要求し、挙げ句の果てにあなたのご質問のような立腹が生じてしまうのでしょう。休養が必要なのか、自殺の危険はどうなのか、そういったことを含めて医師・患者・上司との連携が大切でしょう。「うつ」という言葉が独り歩きし、誤解や不適切な対応を招いていることは確かです。

Q－現代型うつの予後について教えて下さい。

A－一概には申せませんが、おしなべて軽症だが長期化する傾向があるように思われます。スッキリ治らず、生煮えのままぐずぐずと遷延し、病欠を繰り返したあと退職になってしまう患者さんも少なくない。これは「うつ」とはいってもその正体を見立てることが難しく、薬物もあまり効かなかったり、精神療法もいまひとつというケースが多いからです。心因的なものが結構含まれている印象もあるのですが、そうなりますと「不本意な仕事だが失業するのはもっと困る」といった危機感から、どこかの時点で腹を括って仕事を再開するほうが自然であろうし医療者としてもその方向で促すのですが、結局は退職になってしまうことが多い。それはある意味で嫌な環境からの解放ですから精神衛生上はよろしいのでしょうが、人生をトータルに見れば事態は悪くなっている。どうもそのあたりの優先順位のあり方とか投げ遣りな傾向が、なおさら医療者を当惑させるのです。ま、そのような世の中なんだ、と言われれば返す言葉もないのですが。

Q－これからも現代型うつは増加の一途をたどるのでしょうか？

A－いえ、わたしはそうは思っておりません。現代においては会社の不満も恋の悩みも対人関係の鬱陶しさも、すべて「うつ」という言葉に回収され、そこからうつ病ゆえに精神科を訪れ薬をもらうといったパターンが定着し、その文脈から現代型うつといった呼称も出てきたわけです。が、やがて悩みや不満や鬱陶しさはもっと別な言葉や表現に移行していく可能性は高いのではないでしょうか。現在は自殺対策とも絡んでうつ病が重視されていますし、製薬会社も「うつ」のキャンペーンに力を入れている——そんな背景もあるでしょう。「うつ」をシニカルに流行の一環として見ることもできるし、もっとシリアスに心の叫びと見ることもできる。そういうことです。

Q－あらためてお尋ねします。新型うつ、という「新しい病気」はないということですね。

A－そうですね。うつ状態を前景化させる精神疾患のなかでも今まであまり注目されなかったり、精神科を受診するほどでもなかったもの、あるいは古典的うつ病が現代社会に即してアレンジされたものを一括りにしたのが「新型うつ」だと考えていいのではないでしょうか。ついでに申せば、双極性のバリエーションが予想以上に多いらしいというあたりは、新型うつの考察に伴って得られた貴重な知見かもしれません。

第2章

治りにくい「うつ」への医学的アプローチ——春日武彦

▼治りやすい「うつ」とはどのようなものだろう

現代型、あるいは新型のうつ病は治りにくいと言われている。では古典的なうつ病は治りやすかったのか。確かに治りやすかった印象がある。きちんと診断さえつけば、三環系ないしは四環系の抗うつ薬を処方して様子を見ていくと、一カ月少々を超えたあたりから本人も徐々に改善感を語り、すると治療者側には安堵感と自信が訪れ、患者と治療者が互いに相手を元気づけるような関係性を保って治癒（寛解と呼ぶべきだろうか？）へと進んでいく——そんな幸福な図式があったような気がする。

つまり医療者側は、投薬で治るという確信をかなり強くもっていたし、薬剤の種類もさほど多くなかったので迷う余地が少なかった。神経症にせよ統合失調症にせよ長期戦を余儀なくされるのに、多くのうつ病は数カ月で目鼻が付くと信じられていたのだから、医療者の達成感や全能感はうつ病患者によってもたらされていたと言っても言い過ぎではあるまい。筆者は先輩から「三の倍数」という法則を教わったことを記憶している。うまく治療が進めば三カ月（すなわち春夏秋冬、いずれかの季節が過ぎ去る程度の時間）でゴールとなる。それで駄目なら六カ月、思わしくなければ九カ月、最長でもおおむね一年以内に治る、と。一年を超えるようだったら診断を見直すべきとも教えられた。

さらに、古典的うつ病には自責感が伴うこともあって、患者に対して医療者には同情心が湧く。他人のせいにはしないわけだから、少なくとも治療サイドには陰性感情が起きにくい。したがって、治療関係が良好となる。これもまた治りやすさに大きく与していることになろう。古典的うつ病は、医療者に無力感も反感も覚えさせなかったのである。もっとも、医療者の慢心を戒めるかのように自殺騒ぎがときおり生じていたのであるが。

本篇に入る前に一言断っておきたい。本稿では「うつ」と「うつ病」の表記が混在しているが、原則的には、日常生活的な文脈では「うつ」、医療的なニュアンスを重んじるときには「うつ病」としている。

▼現代型うつ病の治りにくさ

あけすけに言ってしまうなら、現代型のうつ病にはどこか医療者を鼻白ませるところがある。ケースを紹介してみよう。

＊

二四歳女性。生活保護受給中、離婚歴あり。四歳の子どもと一緒に都営住宅で暮らしている。抑うつ、意欲低下、不眠を訴え自らの判断で某クリニックを受診、一番最近発売されたSSRIをメインに投薬されていたが改善せず、転居したこともあり紹介状を携えて筆者のもとを受診した（紹介状の診断名は「うつ病」。三種類のSSRIやSNRIが併用されていた）。服装は小綺麗で、うつ病に関してはネットで知識を得ている。パーソナリティに大きな偏りはないようで、言葉遣いもきちんとしている。古典的うつ病に関与しやすいメランコリー親和性や執着気質といった性格の持ち主ではない。本人の両親も本人同様に離婚しており、家族との縁は薄い。

問診から古典的ないしは内因性うつ病とは考えにくく、むしろ神経症圏に近い病態と思われたので、SSRIを減薬し、気分安定薬としてリボトリール、眠剤としてアモバンを処方、また支持的精神療法を心がけて治療を開始した。

　しかしリボトリールはふらつきや眠気を訴えるため中断。他の気分安定薬を試してみるも、副作用が出るか効果が現れないかのいずれかであった。抗不安薬も処方してみたが、さして変化はなく、「今度の薬もあまり効いた気がしません」が挨拶代わりとなってしまった。会話も、それなりに時間を割いてみても内容が深まらない。本人なりの辛さや苦しさがいまひとつ切実に伝わってこない印象があった。病状に改善が見られないことについて医療者に不平をこぼすわけでもなく、どこか他人事のように映るところがあった。

　本人の希望もあり、紹介されてきたときの量までＳＳＲＩを増やしてみたところ、いくぶん気分が良くなったという。しかし、あくまでも「いくぶん」のレベルに留まる。別の種類のＳＳＲＩやＳＮＲＩを試してみても大差はない。統合失調症に使われる非定型抗精神病薬を重ねると効果的なことが知られているが、副作用のうちでも特に体重増加に強く難色を示し、また体重増加が見られない薬剤は効果がないという。薬物療法は手詰まりの様相を呈してきた。筆者は次第に治療に自信がなくなってきた。

　経験的に三環系抗うつ薬のアナフラニールが「意外に効くことがある」のを知っていたので試したところ、なるほど若干の改善感を語ってくれた。という次第で、処方内容はＳＳＲＩとアナフラニールと眠剤といった薬理学的には妥当性を欠いたものになってしまった。躁転や苛立ち、衝動性などの出現は見られていない。

こうした状態のまま経過していたのだが、あるときこんなことを言う。彼女にはボーイフレンド（ＢＦ）がいて、ときおり泊まっていく。ＢＦがいるときには、普通でいられる。しかしＢＦがいないときには億劫感や憂うつ感がひどくなる、と。ならばＢＦと再婚すれば精神症状は消失するわけですかと尋ねると、それが困難だから薬に頼らざるを得ないんじゃないですかと語る。

筆者は考え込んでしまった。ＢＦと結婚できなくて寂しいということを、彼女はわざわざうつ症状へと「翻訳して」精神科へ通っていたのか、と。特効薬はＢＦなのであり、それに比べればいかなる向精神薬も影が薄いのは当然だろう。そもそも医療の文脈に乗らない問題であるのに、それを精神症状として彼女が語るからおかしなことになる。今処方している薬は無意味どころか害になっているのではないか。しかしその一方、人生における「ややこしい事情」へ直面しようとせずに、医療の問題へと話を摺り替えてしまう心性こそが治療されるべき部分ではないのだろうか。あるいは精神科へ通うことが一種のデモンストレーションとなってＢＦに結婚を強く促すという図式を、彼女は期待しているのかもしれない。そうなると、本来の機能とはいささかずれた箇所で、やはり精神科医療は間接的ながら役立っていると言えるかもしれない。

だがこのような形で患者に役立ったとしても、医療者としては「わだかまり」が残る。こちらの誠意や努力を別な形で利用されたように思えてしまうと、いまひとつ釈然としない。

▼現代型うつ病の治療――実践編

抑うつだの意欲低下、不安焦燥や不眠ないしは過眠、過食などは本人申告である。内因性うつ病を否定したうえで、こちらとしては、「そんな程度のこと、誰だってあるじゃないか」「いちいちそのくらいのことで精神科を訪れていたら、世間を生き抜いていけないよ」と内心呟きたくなることは珍しくない。だが当人にとっては、たとえ甘っちょろくても、世間を軽く考えているのだとしても、とにかく「辛い」ことは間違いない。切迫感を欠いていようと、とにかく患者として受診してきた以上は受け入れよう、陰性感情は抱かないようにしよう――これが第一点である。

もしかすると精神科受診は誰かに対するアピールとか当てつけかもしれない。自己憐憫としての振る舞いかもしれない。現実からの逃避の手段なのかもしれない。だが精神科が現代社会においてすっかり「カジュアル化」してしまった以上は、そのような裏ワザ的な精神科利用も認めざるを得ないだろう。もっとも精神科医に診断書を発行させ、それを楯に長期の病欠をして職場を困らせるといった事態も稀ではない。そのようなケースにおいても、やはり一通りのフォローを試みない限りは結論を出せまい。

薬物治療については、「クスリさえ飲めば万事解決」といった過剰な期待を抱かせないことが重要だろう。あくまでも気分をいくらか楽にする程度で、あとは環境や状況の改善や時間の経過が救いをもたらすことを伝えておきたい。双極性（ことに双極II型）の可能性を念頭に置いて問診を行い薬剤を決めていく。種類は基本的にひとつに絞って、半端な量で他の薬剤に切り替えずに粘っていく。わたし自身、いろいろな理由から精神的に辛かった時期にＳＳＲＩ（パキシル）を半年くらい服用してみたことがあるが、気分はほとんど改善しなかった。意外なのは、気が長くなったことである。もともとわたしは短気なほうなのだが、パキシルを服用してからは「ああ、以前だったらこんなシチュエーションでは立腹していたよなあ」などと妙に悟ったように考えられるようになった。パキシルの副作用として衝動性が高まったり自殺の確率が上昇するといった報告が話題になったが、わたしにおいては作用がまったく逆だったのである。このことから、ＳＳＲＩは人によって作用の仕方が相当に違うらしいと実感した。言い換えるなら、投薬が吉と出るか凶と出るか、丁半博打のようなものだと思わざるを得なかった。その経験からすれば、患者ひとりひとりにオーダーメイドの処方が必要という考えに辿り着く。

すでに述べたように気分安定薬は副作用で嫌われることが多く、非定型抗精神病薬も体重増加その他でなかなかうまくいかない。結局、あらゆる処方を試しても駄目で手詰まりとなってしまうことがあるが、苦し紛れに以前と同じ処方を出したら今度は効いた、なんてこともある。おそらく、処方そのものよりも、時間経過や事態の変遷がプラスに作用したのではないだろうか。

投薬は薬理作用そのものよりも、相手を「困り苦しんでいる患者」と認め、また処方箋を書くに際して精神療法とまでは言わなくとも支持的な対応と助言程度を供することで、ゆっくりとだが改善をもたらすということなのであろう。現代型うつ病の場合は、そのように考えたほうが賢明と思われる。投薬のみによる力ずくの治療は馴染まない。

ときには通院が年単位になってしまうことがある。その間に、職を失ったり配偶者と別れてしまったりしたケースもある。こうなるとさすがに担当医としては責任を感じる。が、おしなべて患者のほうはそんな事実を淡々と受け入れていることがほとんどである。薬物で頭がぼおっとしているからというわけではなさそうで、むしろそのような結論へ至るまでのプロセスとして年余の受診をあらかじめ想定していたように感じることすらある。少なくとも、現代型うつ病の患者の価値観や物事への優先順位は、我々と異なることが往々にしてあり、自分なりの生き方や立ち位置が第一といった彼らの精神のありようを念頭に置かなければ、こちらのほうが混乱してしまいかねない。

▼治りにくいとは、どのようなことか

確かに現代型うつ病は治りにくい。治療者としての手応えに欠ける。診る側は無力感に襲われ、患者と会うことすら苦痛になりかねない。

一般的に、「治る」というのは発病以前と同じ状態へ戻ることを意味するだろう。けれども、患者たちはそれを本当に望んでいるのか。確かに諸症状は不快で困る。それを取り除いてもらいたい

のは当然だろう。しかし彼らは症状の消失とともに、自分の置かれている状況や環境が自分の思い通りに改善されることも願っている。後者が解決すれば症状はたぶん消え失せるだろう。では症状が良くなっても状況や環境が改善されなかったとしたらどうなのか。不本意なところへ戻らざるを得ない。となれば、症状が延々と持続することは不思議ではない。

治療者が介入して患者の置かれている状況や環境をどうにかできる可能性は低い。それでも患者が病人でいる限りは、遅かれ早かれ状況や環境に何らかの変化が訪れるだろう（解雇とか離婚といった顛末も含めて）。薬物療法や精神療法ではラチが明かないときに、我々は「治りにくい」と言う。だが現代型うつ病を治す「魔法のクスリ」が出現することはないだろう。医療者としての全能感をかなぐり捨て、せめて心が軽くなるように処方を試行錯誤しつつ、時間の流れと患者の「生き方」の変化へ可能性を委ねていくしかアプローチの方法はない。

第3章

うつとリハビリテーション——

埜崎健治

▼うつにリハビリテーションが必要なのか？

近年、うつ病は「心の風邪」と呼ばれることが増えてきた。その意味としては次の二つがある。

（1）誰でもかかる可能性のある病気である（珍しい病気ではない）。

（2）薬を飲んでゆっくり休めば良くなる病気である。

「心の風邪」という言葉が定着してきたことで、精神科の敷居が低くなり、多くの人が早い段階で精神科を受診するようになった。

たしかに「心の風邪」と呼ばれるように、薬を飲んでゆっくり休むことで回復する人たちも多い。いわゆる「治りやすいうつ」である。

しかし、実際にはこのようなうつは少なくなってきている感じがする。症状が重く、何年も回復の兆しが見えない人たちもいる。そのような人たちの症状は「心の風邪」とは異なる。

「心の風邪」と異なる点としては次の二つがある。

（1）薬を飲んでゆっくり休んでも良くならず、回復の兆しが見えない。時には休養を取ることで症状が長引く場合もある。

（2）「心の風邪」よりも本人にとって症状が重く苦しくつらいものに感じられる。

このように長期化するうつ病は「心の風邪」と呼ぶより「心の骨折」と呼んだほうが適しているようである。これが本書で取り上げる「治りにくいうつ病」である。

そして「心の風邪」と「心の骨折」では治療方法が異なる。

（1）心の風邪＝薬物療法＋休養

（2）心の骨折＝薬物療法＋休養（時として病状を長期化させる）＋リハビリテーション

つまり、「心の骨折」の治療法の特徴としては次の二つがあるということになる。

（1）薬を飲んでゆっくり休むだけでは良くならない。それらに加えてリハビリテーションが必要になってくる。

（2）再発しやすく、再発防止対策が必要になってくる。「心の風邪」も再発しやすいが、「心の骨折」は病気と付き合っていく感じである。

治りにくいうつ病を「心のがん」や「心の糖尿病」と呼ぶ人もいる。

「心のがん」というのは、がんと同じくらい苦しくてつらく、再発に怯えながら生活しなければいけないという意味だろう。しかしうつ病はがんと違って、自殺の要因になることはあっても、うつ病自体で死ぬことはない。

「心の糖尿病」というのは糖尿病と同じで、再発防止を意識しながら生活していかなければいけないという意味だ。たしかに「病気を治す」というより「病気と付き合っていく」という点では似ている。しかし糖尿病は自覚症状が乏しく、うつ病の場合には不眠・体のだるさなど苦しい症状に悩まされることになる点で異なる。

「心の骨折」に当てはまる人のなかには「この薬は合わない」「合う薬があれば良くなるのに」

「薬の副作用で何もできない」など薬のことばかりに関心を向け、リハビリテーションや現実の問題と向き合おうとしない人がいる。たしかに「心の骨折」の場合には薬がなければ始まらない（もちろん薬がほとんど必要ないケースもある）が、それだけでは回復しない。薬に頼るだけでなく、自分自身の努力（リハビリテーション）も必要になってくる。

ここで「心の骨折」について、足を骨折した人の例を使って説明したい。

■井上さん（二七歳）清掃会社勤務

井上さんは会社からバイクで帰宅途中にトラックとの衝突事故を起こした。その場で救急搬送され、右足の複雑骨折で全治六カ月の入院となった。

入院当初はギプスをはめ、足をつるされて絶対安静となった。トイレにも行くことができず、しびんを使うような状況だった。井上さんは自分では何もできないことへの怒りや不甲斐なさを感じ、イライラする日々が続く。体を動かさないためなのか、夜眠れない生活を送っていた。

それから一カ月が過ぎ、車いすを使えるようになった。ギプスが小さくなり松葉杖をついてトイレに行けるようになった。しかし、井上さんは「本当に以前のように歩けるようになるのだろうか」という不安を抱えながら生活をしている。そんななか、医者からレントゲン写真を見せられながら回復状況を説明されると少しほっとした。

三カ月が過ぎ、手すりにつかまって歩けるようになり退院となった。しかし、走ることはもちろんのこと、普通に歩くこともジャンプすることもできない。井上さんは「退院はできたものの、本当に仕事に戻れるのだろうか。このまま良くならないのではないだろうか」と焦る気持ちが強くなった。

四カ月が過ぎ、ギプスが外れたが、右足は左足の三分の一の細さになっていて愕然とした。その後、歩行訓練やお風呂でのマッサージ、ストレッチなどの本格的なリハビリテーションが始まった。訓練は続けるものの、痛みが強い日や体調が良くない日もあり順調には進まない。時には訓練をサボってしまおうと思う日もあった。しかし、少しずつ右足に筋肉がついて太くなっていくのを見て、きっと良くなると考え訓練を続けた。

六カ月後には普通の生活を送るうえで支障がなくなり、職場に復帰した。仕事でも日常生活でも右足に負担をかけないように意識して、**再発防止**を心がけた。

事故から二年が過ぎたが、井上さんは「冬の寒い日や雨の降る日や疲れがたまったときなどには足に痛みが走るから無理はできない。それにもうあんなつらい思いはしたくないから安全運転になった」と話している。骨折をしてしまったことで考え方や生活が変わったようである。

井上さんの例のように、退院した（骨が元通りになった）からといってすぐに以前のような生活が送れるわけではなく、普通の生活を送るためにはリハビリテーションが必要である。それと同じように「心の骨折」にもリハビリテーションが必要である。

ただ、骨折は腫れていたりレントゲンで骨の状態がわかるので、本人も周りの人たちも状態がわかりやすい。しかし、「心の骨折」は見た目からはわかりにくく、見通しが立てにくい。そのため、焦ったり不安になってしまうことが多くなる。よって復帰までの正しいプロセスの理解と段階ごとの適切なリハビリテーションが必要である。

また、「心の骨折」では薬物療法、休養、リハビリテーションの三つが必要であるが、薬物療法と休養は受動的治療なのに対してリハビリテーションは能動的治療となる。要するにリハビリテーションは自分で考え判断し、行動していかなければいけないのである。その過程では苦しみや不安を伴うこともある。

▼うつ病のリハビリテーションとはどのようなものか？

■リハビリテーションの目標

リハビリテーションという言葉は幅広い意味を含んでいるが、この言葉を使うときは、一般には元気だった頃の状態に戻るための訓練をイメージする人が多いのではないだろうか。リハビリテーションとは「ふさわしくない（望ましくない）状態に陥ったときにそれを再びふさわしい状態に戻すこと」と定義され、再び元の状態に戻ることを目標にすることが多い。

しかし、うつ病のリハビリテーションの場合には、元気だった頃の状態に戻るだけでは不十分である。なぜなら元の状態に戻るだけでは再発の可能性が高いからである。たとえば、周りとのトラブルが絶えず、職場で浮いてしまって、そのことからうつ病になってしまった人が、仮に発症前と同じ状態に戻ったとしても、また職場の人とうまくいかなくなってうつ病が再発する可能性は高い。

よってうつ病のリハビリテーションでは以前の状態に戻すだけでなく、今までの自分の生き方を振り返り、うつ病になりにくい考え方や行動様式をあらたに身につけることが目標となる。また、当事者だけが変わる（成長する）ように支援するのではなく、周りの家族や地域へ働きかけ、以前より生活しやすくなるように環境調整をしていくことも重要である。

ここでは、うつ病で休職している吉村さんの物語を通じて、うつ病のリハビリテーションについて考えたい。

■吉村さん（三八歳）男性・大手住宅メーカーの係長

吉村さんは一流大学卒業後、商社に就職するが、上司との折り合いが悪く、三年で食品メーカーに転職する。そこでも同僚とのトラブルから五年で辞め、現在の職場に再就職をして八年目である。三年前に係長に昇格し、業務量が増え、責任も重くなった。そのため、残業と休日出勤が急激に増え、休日でもつねに仕事のことが頭から離れない状態が続いていた。

その結果、二年前から朝早くに目が覚めそのあとは眠れなくなり、いつも体のだるさを感じるようになった。しかし食欲だけは増進し、ついには体重が一〇キロ以上増加し、仕事も休むことが増え、遅刻・早退することが多くなった。

一年四カ月前のある日の月曜日の朝、布団から出られなくなった。家族に病院に連れて行かれ、うつ病と診断された。その後も薬を飲みながら仕事を続けていたが、遅刻・早退・欠勤が増え、一〇カ月前には休職を余儀なくされた。

■鬼塚相談員（三六歳）精神保健福祉士・社会福祉士

都内の精神科病院に勤務して一〇年。三年前から復職支援（リワークプログラム）デイケアおよび外来相談の担当になる。そして今年からは、以前から多かったうつ病患者の再就職支援相談も担当するようになった。

＊

鬼塚相談員は吉村さんのファイルを開いた。新規ケースの受理面接である。

吉村さんは休職を機に当院に転院してきている。主治医からのオーダーには「病状は小康状

表1　復職支援プログラム（リワークプログラム）

復職支援プログラムとは、うつ病などで休職中の人がスムーズに会社に復帰するためのリハビリテーションプログラムである。復職支援プログラムは都市部に集中しており、数も十分とは言い難いのが現状である。そのため、「自宅の近くで復職支援をする施設がない」あるいは「あっても数カ月待ち」ということもある。内容も十分とは言い難いが、リハビリテーションのひとつの選択肢である。

態。休職期間も残り少なくなり、復職に向けてプログラムへの参加を希望」と記されてある。

鬼塚相談員は深く息を吐き出す。診断名の欄には非定型うつ病、双極II型の疑い、備考欄には感情の起伏あり、衝動性に難点とある。

残り八カ月か。たしかにそろそろ準備を始めないと厳しいだろう。発症から一年四カ月。休職して一〇カ月が過ぎていて復職のめどが立っていない。「心の風邪」というよりは「心の骨折」と見たほうがいいかもしれない。

開け放っている相談室の窓から風が吹き込んでくる。青葉の匂いをたくさん含んだ夏の風だ。壁掛け時計が一〇時一〇分を指したところでドアをノックする音がする。

「どうぞ、お入りください」

相談室に大柄な男性が入ってきた。肩をかすかに上下させあわてている。

「遅くなってすみません。吉村です」

吉村さんは申し訳なさそうに頭を下げる。かすかに息が切れている。約束から一〇分遅れてやってきたところをみると、途中から走ったのだろうか。遅れてはいけないという意識と遅れてきたことを謝るという社会常識

表２　職場うつにおける「心の風邪」と「心の骨折」

心の風邪の目安 休職期間が１年以内で、発症後初めての休職の場合。この場合には８割以上が復職をしている。薬物治療と休養で職場復帰ができることが多い。
心の骨折の目安 休職期間が１年以上（もしくは離職）か、再発を繰り返している場合。復職に時間がかかることが多く、リハビリテーションが重要になってくる。

は保たれているようである。

「面接を担当する鬼塚です。よろしくお願いします。どうぞお座りください」

鬼塚相談員は上から下までなめるように吉村さんを見た。

紺のスーツに身を包んでいるが、しわがよっていてどこかだらしない。髪の毛も寝癖がついているし、ひげも剃っていない。吉村さんは椅子に浅く腰かける。視線が定まらず落ち着かないようだ。

面接室といっても折り畳みいすが三つに白い丸テーブルが一つあるだけの簡素の部屋だ。元々は処置室として使われていた部屋を使っているので、かすかに消毒薬のにおいがする。

「どのようなことでご相談にいらっしゃったのですか？」

鬼塚相談員は相談票を見ながら尋ねた。相談票を見れば書いてあることだが、あえて来所理由を確認するように心がけている。

「仕事を休んで一年近くになるので、復職の準備を始めたいのですが」

その言葉とは裏腹に声に力がなく、眠そうで復職にはまだ時間がかかりそうな感じだ。鬼塚相談員は相談票に沿って内容の確認を終えると相談票から顔を上げ、吉村さんの顔をじっと見た。

「どのようになると復職できそうですか？」

「健康だった頃の自分に戻りたいです。そして以前のように仕事ができるようになりたいです」

吉村さんの声は固く緊張しているのが伝わってくる。

「以前はどのような感じで働いていたんですか？」

「う－ん。周りからは企業戦士とか猛烈社員と言われていましたね」

吉村さんの声が少し大きくなる。背は低いががっしりした体躯で、以前は押しが強い性格だったのだろう。今の自信のなさそうな状態からはとても企業戦士には見えないのだが。

「じゃ、自分でどんどん仕事をして、周りに頼んだりすることが少なかったのですか？」

「なんでも自分でやらないと納得できないし、部下の仕事も把握していないと気が済まない性質でした。それで残業も増えてどうしようもなくなってしまいました」

「部下や上司とはうまくいっていたのですか？」

「いや、部下が思うように動いてくれないとイライラすることも多く、大きな声を出すこともありました」

語尾は小さくなり聞き取りにくくなる。

「上の人とは？」

「上司とも自分の意見が通らないとぶつかることが多かったです」

「それは相当つらかったのではないですか」

「はい……誰も理解してくれないから」

吉村さんは本当につらそうにうなだれた。

資料には、部下や上司とのトラブルが続き、そのため職場で浮いた存在になり会社を休むようになったと書かれている。たぶん、そのあたりから出世コースから外れだしたに違いない。

「吉村さんは病気になる前の自分に戻りたいようですが……そうなるとまた苦しい状況になってしまうのではないですか？」

「そうかもしれません……なんで俺だけが……」

吉村さんは短い沈黙の後、ため息にのせてつぶやく。

「違った見方をすると、このまま働きつづけると危険だから神様がうつ病という形でブレーキをかけてくれた、という風に考えられませんかね」

「神様がブレーキをかけてくれた、ですか？」

吉村さんは目を開いて少し驚いているようだ。

「そうですね。当時のまま長時間の残業や休日出勤を続け、周りとの関係も良好でないままでは、いつか取り返しのつかない状況に陥ってしまったかもしれませんね」

吉村さんはうつむいたまま返事がない。顎に力が入る。奥歯をかみしめたようだ。

「もし、病気になる前の状態に戻って職場復帰したとしたら、また同じことを繰り返す可能

表3　うつ病の再発について

うつ病患者の約60%が再発し、2回うつ病にかかった人では70%、3回かかった人では90%と、再発率は高くなると言われている。

性が高くなりませんか？　ご存じかもしれませんが、うつ病は再発率の高い病気ですから」

「そうかもしれません」

吉村さんはしばらく考えた後、顔を上げてすがりつくように言葉を続けた。

「じゃ、何を目標にすれば……。これだけ休めば課長になることは難しいでしょう？」

「以前の自分に戻るのではなく、今までとは違う新しい自分に変わっていくという感じですかね」

「今までとは違う新しい自分ですか……」

吉村さんはしわくちゃなハンカチで汗を拭きながらつぶやいた。

「そうです。無理のない自分らしい働き方だったり、生きていて良かった、楽しいと思えるような新しい自分に出会うということです」

「じゃ、どうしていけばいいのですか？　自分らしい働き方なんて……」

吉村さんは首を横に振りながら言葉を続ける。

「おっしゃることはよくわかります。このままじゃいけないことも。だけど……働くってことは金をもらうことでしょ！　苦しいのが当たり前じゃないか！」

吉村さんの声が急に大きくなった。

上から押さえつけるような言い方に鬼塚相談員は思わずビクッとした。思うようにいかないと部下にもこのように怒鳴ってきたのだろう。

「すいません」

吉村さんははっとして大きく肩で息をしながらうなだれてしまった。

吉村さんの呼吸が落ち着くのを見計らって鬼塚相談員は話を続けた。

「僕も働くことはたしかに苦しいことだと思います。理不尽なことと矛盾ばかりだと思います」

吉村さんは「そうでしょう」と言わんばかりにうなずいた。

「でも、僕は働くなかで少しでもいいから働いていて良かった、この仕事を続けていて良かったと思える時間をつくりたいと思っています」

「甘いよ。働くっていうのは……」

吉村さんは吐き捨てるように言う。

「甘いかもしれません。でも吉村さんは今のままではいけないと思っているんですよね。それならば、今と同じことをしていても変わらないですよ。今まで違うことをしていくことが必要ではないですかね」

鬼塚相談員は吉村さんから眼をそらさず一言一言、重石をつけて海に沈めるように語りかける。

「今さら新しい自分と言われてもどうしたらいいのか……」

膝の上で固く握られた拳が小刻みに震えている。

「誰でも新しいことを始めるのは不安です。それに変わっていくことは怖いものです。だからそれをこれから一緒に考えていきませんか？」

「……」

「今まで誰かにこのような話をしたことはありますか？」

吉村さんは黙ってかぶりをふって、吐きだす息と一緒に肩を落とした。

「今まで一人で何でも抱えてやってきたのに、今回はこうやって相談に来ている。そのこと自体、新しいことではないでしょうか」

「このままじゃいけないと思って。休職期間も残り少なくなって……」

吉村さんは蚊の鳴くような声でつぶやいた。

「このままじゃいけないということは、言い換えれば変わっていきたいということではないですか？　最初から大きく変えていくのではなく、まずは小さいことから積み上げていくということでいいと思うのです。こうやって相談に来られたということも今までと違うことじゃないですか。これから少しずつ考えていきませんか？」

吉村さんは無言で小さく頭を下げた。

＊

ここまで見てきてわかるように、うつ病のリハビリテーションは病気になる前の自分に戻ることではなく、新しい自分を見つけていくことを目標とする。前に紹介した交通事故を起こして骨折した井上さんも、復帰後、生活や考え方が変わってきたが、それと同じことである。

▼ここまでのまとめ

うつ病と診断され、「薬を飲んでゆっくり休めば必ず治ります」と言われ「心の風邪」のように考えていたが、いつまでも回復の兆しが見えない。薬もちゃんと飲んでいるし静養しているのにどうしてだろうと先の見えない不安を抱えている。

このような人は、自分は「心の風邪」ではなく「心の骨折」であると考え方を変えてみてはどうだろう。「心の骨折」の場合、服薬と休養だけでは回復は難しくリハビリテーションが大切である。リハビリテーションの目的も「病気になる前の自分」に戻ることではなく、「新しい自分に出会う」ことなのだと意識を変えてみてはどうだろう。次章からは、うつのリハビリテーションの過程について見ていくことにしよう。

第4章

うつのリハビリテーションの過程

——埜崎健治

▼職場復帰までのプロセス

うつを抱えながら職場復帰を希望する人たちは「本当に働けるようになるだろうか」「職場復帰にあとどれくらいかかるのだろうか」と不安を抱えて相談に来ることが多い。そのような場合、職場復帰までのプロセスを説明し、その人がどのあたりにいて、今何をしなくてはいけないのかを一緒に考えるようにしている。

職場復帰のプロセスを知ることは遊園地のお化け屋敷に入る気持ちに似ている。お化け屋敷に最初に入るとワクワクドキドキするが、二回目に入るとワクワクドキドキが半減する。それは二回目になるとどこに何があって何が飛び出してくるかわかって恐怖心が軽減するからである。それと同じで、職場復帰までのプロセスと自分がどの段階にいるかを知ることで不安が軽減することが多い。職場復帰までのプロセスは、個々人の病状や家庭および職場環境によっても変わってくるし、経済的な要因や休職期間の関係でセオリー通りに進まない場合もあるが、本章で説明することは、ひとつの目安になる。

また、うつ病の回復はよく「三寒四温」と例えられるように右肩上がりではいかない。三歩進んで二歩下がる、というイメージで取り組んでほしい。

▼安静期

安静期は、薬物療法と休養でうつの症状の軽減を図る時期である。この段階での積極的なリハビリテーションは症状悪化や長期化につながるので気をつけたい。

死にたい、消えてしまいたいという気持ちが強い場合や、食事が取れないなどの症状がある場合には、入院治療を検討する必要がある。

この時期は、前章に登場した交通事故にあった井上さんで言えば、事故直後でギプスをはめ、足をつるされて絶対安静の状態である。この段階で歩行訓練をすると悪化するのと同じで安静が大切

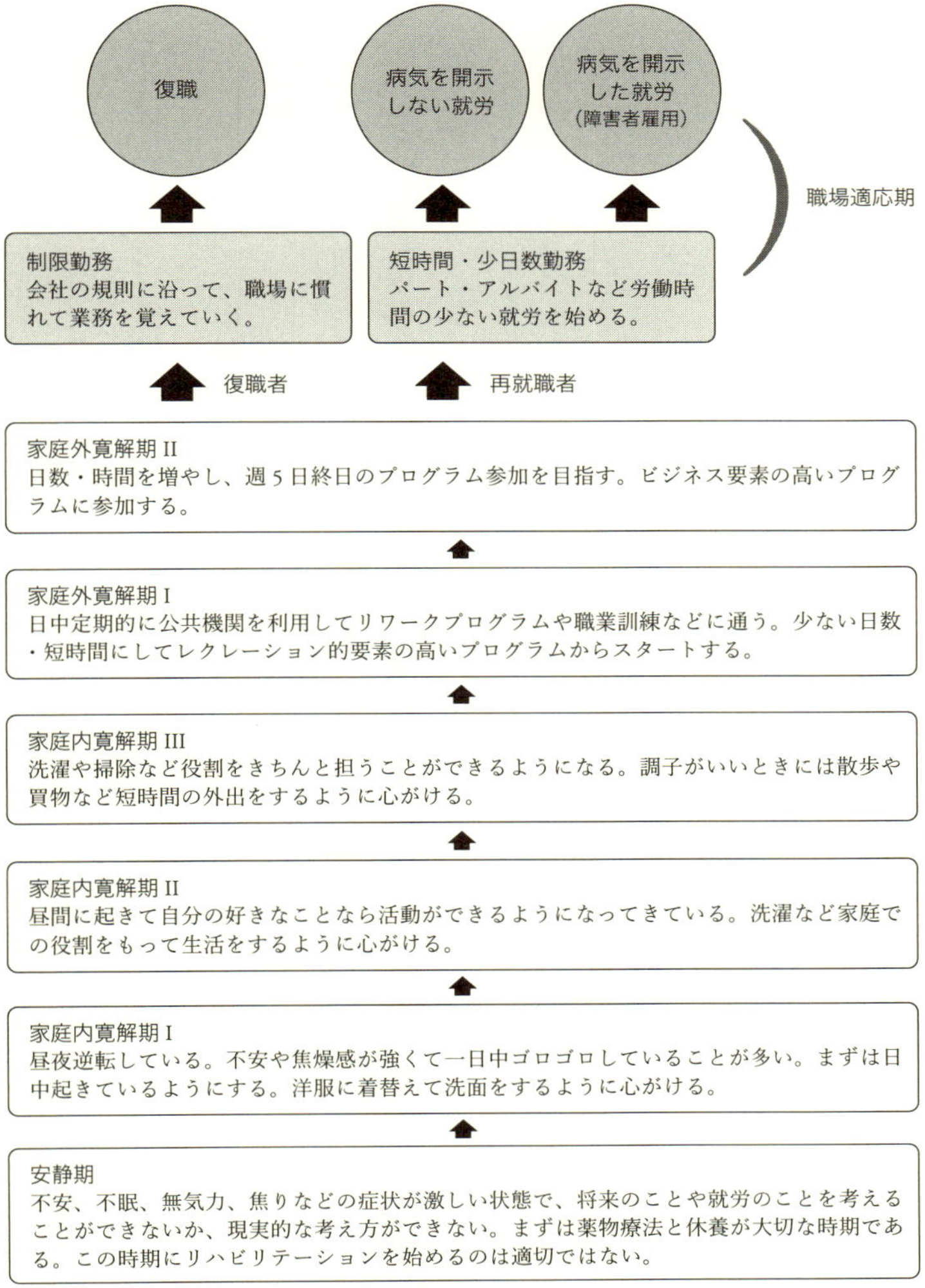
復職
病気を開示しない就労
病気を開示した就労（障害者雇用）
職場適応期
制限勤務
会社の規則に沿って、職場に慣れて業務を覚えていく。
短時間・少日数勤務
パート・アルバイトなど労働時間の少ない就労を始める。
復職者
再就職者
家庭外寛解期 II
日数・時間を増やし、週5日終日のプログラム参加を目指す。ビジネス要素の高いプログラムに参加する。
家庭外寛解期 I
日中定期的に公共機関を利用してリワークプログラムや職業訓練などに通う。少ない日数・短時間にしてレクレーション的要素の高いプログラムからスタートする。
家庭内寛解期 III
洗濯や掃除など役割をきちんと担うことができるようになる。調子がいいときには散歩や買物など短時間の外出をするように心がける。
家庭内寛解期 II
昼間に起きて自分の好きなことなら活動ができるようになってきている。洗濯など家庭での役割をもって生活をするように心がける。
家庭内寛解期 I
昼夜逆転している。不安や焦燥感が強くて一日中ゴロゴロしていることが多い。まずは日中起きているようにする。洋服に着替えて洗面をするように心がける。
安静期
不安、不眠、無気力、焦りなどの症状が激しい状態で、将来のことや就労のことを考えることができないか、現実的な考え方ができない。まずは薬物療法と休養が大切な時期である。この時期にリハビリテーションを始めるのは適切ではない。

図　リハビリテーションの過程

な時期である。

■リハビリテーションを始める時期（家庭内寛解期へのステップアップ）の目安

リハビリテーションを始める時期としては、次の三点が目安となる。

- ●自分自身で働きたい、良くなりたいと思っていること。
- ●日々の生活に物足りなさを感じたり、一日が長く感じられたりするようになること。
- ●焦りがあるからリハビリテーションを始めたいのか？　ゆとりがあるからリハビリテーションを始めたいのか？——このように自問自答をしてゆとりがあると感じられること。

ただし最近は、問題を先送りにして最初の一歩が踏み出せず、周りがイライラしてしまうケースも多い。休養がうつ症状を遷延化させる一因になることもある。その場合には本人と話し合いをして、期間設定をしてリハビリテーションを始めることもひとつの方法である。たとえば休職期間が残り六カ月を切ったら復職準備を始めるとか、貯金が五〇万円以下になったら再就職に向けて準備を始めるなどである。

ここで安静期はどこで療養すればいいかについて検討したい。基本は通院治療が望ましいが、症状が長期化していて回復のめどが立たない場合などは入院治療という選択肢も出てくる。ここでは入院治療が有効だと考えられるケースについて考えたい。

■入院治療が有効なケース

①病状が重く二四時間の医療的ケアが必要な場合

自殺願望が強い場合や食事が取れないくらい抑うつ状態が強い場合などは、入院治療が必要になる。この場合には行動制限などが必要になることも多く、基本的には閉鎖病棟（出入りに制限がある病棟）への入院となる。ここでは薬物療法と休養が中心になる。

②外来通院を続けているが生活リズムをつくれない場合

外来通院を続けているが、昼夜逆転して生活を立て直せない場合、薬物調整をすること、病棟の日課に合わせて生活すること、他者（スタッフや患者同士）と交流することで、生活リズムを整えることができる場合がある。

③自宅でゆっくり休養が取れない場合、家族との距離がうまく取れない場合

たとえば、休職中だが家には小さな子どもがいてゆっくり休めない、夫婦で顔を合わせると将来のことや家のローンのことなどで口論になってしまうなどである。

この場合には、療養環境を変えることでゆっくりと休養が取れたり、家族との関係を見つめ直す良い機会になることが多い。

時々、入院することですべての問題や症状が消失すると考えて入院を希望される方がいるが、そのようなことはありえない。入院の目的は回復のきっかけづくりをすることである。

②③の場合には、最近増えてきているストレスケア病棟（うつ病専門病棟）が適している。同じような病態の人が多く、開放的な環境でアメニティの充実していることが多い。ただし差額ベッド代がかかる場合も多いので、入院費については事前に確認したほうがいいだろう。

▼家庭内寛解期

この段階では、生活リズムを整えて、家庭で自分の役割をもって生活できるようになることが目

標となる。家庭内寛解期は大きく三つの段階に分けられる。

■家庭内寛解期Ⅰ

この段階では、昼夜逆転している生活を整え、生活リズムをつくることが目的になる。

●決まった時間に起床し、洗面をして、男性ならひげそり、女性なら化粧をする。その後、パジャマから洋服に着替える。このように生活にＯＮ／ＯＦＦをつけるように心がける。
●決まった時間に眠くなくても布団に入るようにする。
●日中は特に何をして過ごしてもいいが、できるだけ寝ないように心がける。
●自分の生活パターンに気づくために活動記録表をつけてみる（表１・後述）。

■家庭内寛解期Ⅱ

この段階では、家庭内寛解期Ⅰの生活リズムに加えて、家事など役割を担うことが目的になる。この場合、家事は食器洗い、部屋掃除など無理のない範囲から始め、徐々に量や時間を増やしていく。

どのような家事手伝いから始めるべきかを考えると、一般的に、洗濯、掃除などがあげられるが、もう一歩踏み込むと、「何も考えずにできる洗濯」「何も考えずにできる掃除」「何も考えずにできる炊事」という捉え方になる。言い換えれば、「洗濯を、何も考えずにできるレベルでやる」「掃除を、何も考えずにできるレベルでやる」「炊事を、何も考えずにできるレベルでやる」ということである。つまり、ここで大切なのは次のようなポイントとなる。

（1）工夫しようとしてはいけない。
（2）上手くやろうとしていけない。
（3）凝ったものを作ろうと思ってはいけない。
（4）効率を考えてはいけない。

なぜかというと、すべてのことを考えてから行なうとそれだけで疲れてしまうからである。まず最初は始めることに意味があり、それを続けることが大切なのである。「継続は力なり」である。また、周りの目が気になる場合には、ゴミ捨てや犬の散歩など外に出る機会のある家事は避けるようにする。

■家庭内寛解期Ⅲ

家庭内寛解期Ⅰ・Ⅱの目的に加えて、この段階では散歩や買い物など外出を意識的に行なうように心がける。家事などの役割を担えるようになり、近くに外出できるようになってきたら次のステップを検討する。

その場合にも「焦りがあるからリハビリテーションを始めたいのか？」「ゆとりがあるからリハビリテーションを始めたいのか？」と自問自答してみてほしい。

ステップアップするということは、新しい環境、人間関係に身を投じることを意味しており、精神的に不安定になったり、症状が悪化することも多いので注意が必要である。

▼安静期から家庭内寛解期へ

ここまでの一連のプロセスを、前章で登場した吉村さんの物語の続きを見ながら考えていきたい。

吉村さんは今、安静期から家庭内寛解期に移ろうとしている段階である。

＊

「話は変わりますが、吉村さんは今の状態で働ける気がしますか?」

鬼塚相談員は静かに尋ねた。

「いえ、今のままじゃ難しいと思います。だからここに来ているんで」

吉村さんの眉間にしわがよる。目つきも鋭くなる。自分でも今すぐの復職は難しいことはわかっている。なかにはとても復職できる状態ではないのに、「もう働ける」と焦って無理して再発してしまう人も多いことを考えると、自分の置かれている状況を把握する力(現実検討力)は維持されているようである。

「そうですか。どのような点で難しいと考えていますか?」

「朝、起きられないんです。それじゃ仕事に行けないですよ。今日来るのだってやっとで、遅刻してしまいました」

吉村さんはイラついた口調で答える。

「いつも何時くらいに起きて何時くらいに寝るのですか?」

「朝四時くらいから一度眼は覚めているのですが、体が重くて布団から出られないんです。昔はそんなことはなかったのに」

吉村さんはうつむいているが奥歯をかみしめているのがわかる。そんな自分が不甲斐ないのだろう。

「布団から出るのは何時くらいですか？」

「うとうとして出るのはお昼くらいですね。それから朝昼兼用の食事を一人で食べます。妻も娘も仕事と学校に行ってしまうので」

「何時くらいに布団に入るのですか？」

「パソコンとかいじっていて二時くらいになってしまいます」

「そうですか。日中はどのように過ごしていますか？」

「何もすることがないし、やる気も出ないのでゴロゴロしています」

強張った低い声だ。感情を必死に抑えているようにも聞こえる。

「じゃ、まずは朝決まった時間に起きて、決まった時間に布団に入る習慣をつけませんか。これが働くための準備の第一歩です」

鬼塚相談員はできるだけ明るく話す。規則正しい生活リズムをつくることがリハビリテーションの第一歩になるのだ。

吉村さんは手帳を取り出しメモを取りはじめた。

相談支援では、ひとつでいいのでお土産を持って帰ってもらうように心がける。来て良かったと思えるようなお土産（今回の場合には生活リズムの獲得）を持って帰ってもらう。そうすることで来談を中断することが少なくなるからだ。

「決まった時間に起きることですか……」

吉村さんが自信なさげにつぶやいた。

「吉村さんが言われたように朝起きて活動できないと仕事に行けないですよね。もし仕事に行くとしたら、朝食の時間は何時ですか？」

「えー七時くらいですね」

「じゃ、朝七時に起きるようにしてみませんか。そうなると四時間以上早く起きるのだから、布団に入るのは一〇時くらいにしませんか」

「はぁ……」

吉村さんはため息交じりにつぶやいた。

「自信ないですか？」

「やらなければいけないと思うのですが、できるかどうか……」

吉村さんは消え入りそうな声でつぶやく。さっきまでイラついていたのに落差が激しい。まだ不安定な状態だ。慎重に進めたほうがいいだろう。

「いいんです、最初からちゃんとできなくても。まずは始めることが大切なんですから」

鬼塚相談員はできるだけ明るい声で言って、言葉を続けた。リハビリテーションの基本はまずはできること、小さなことから始めることである。その積み重ねが自信へとつながっていく。

「もしよかったら、この活動記録表をつけてみませんか。自分の一日の様子がわかりやすくなりますよ」

吉村さんの前に活動記録表（表１）を提示する。吉村さんはじっと記録表を見ている。

「無理する必要はありませんから、できる範囲でつけてもらえますか。途中でつらくなったら中止してもらってかまいませんよ」

吉村さんは几帳面そうだからそれほど負担にはならないだろうが、なかには記録をつけることで調子を崩す人もいるから注意が必要だ。記録をつけることが苦手な人にはもう少し大枠のシート（表２・３）もある。

「大丈夫です。つけられます」

吉村さんの声が強くなる。少し意地になっているようだ。

「日中はどのような服装でいますか？」

「一日、パジャマのままです。今日はここに来るから着替えたけど、普段は外に出ることがないから」

「じゃ、朝起きたら、洋服に着替えるのと洗面はできますか？」

「それくらいならできます」

「洋服を着替えて洗面をするだけでも生活にメリハリがつく場合があるので試してみてください。あと、朝食はどうですか？」

「食欲がないので」

「座ってコーヒーの一杯でもいいので、できそうですか？」

表１　活動記録表

＊自己管理ノートを参考にできるかぎり思いだして具体的に記入してください。
（例――誰と、どこで、どう過ごしたか…）
＊気分のすぐれなかった時間には「×」を記入してみましょう。

名前

記入日　　年　月　日

時間	気分	（　/　）月	気分	（　/　）火	気分	（　/　）水	気分	（　/　）木	気分	（　/　）金	気分	（　/　）土	気分	（　/　）日
06：00～07：00														
07：00～08：00														
08：00～09：00														
09：00～10：00														
10：00～11：00														
11：00～12：00														
12：00～13：00														
13：00～14：00														
14：00～15：00														
15：00～16：00														
16：00～17：00														
17：00～18：00														
18：00～19：00														
19：00～20：00														
20：00～21：00														
21：00～22：00														
22：00～23：00														
23：00～00：00														
00：00～01：00														
01：00～02：00														
02：00～03：00														
03：00～04：00														
04：00～05：00														
05：00～06：00														

表2　自己管理ノート

年　月　日（　）

<table>
<tr><td rowspan="2">セルフ
チェック
(1-10)</td><td>朝の気分</td><td>夜の気分</td></tr>
<tr><td>理由</td><td>理由</td></tr>
<tr><td>睡眠</td><td colspan="2">前日の就寝時間　：　／本日の起床時間　：　／合計睡眠時間　：</td></tr>
<tr><td>食事</td><td colspan="2">回（　　　　　　　　）</td></tr>
<tr><td>投薬回数</td><td colspan="2">回（　　　　　　　　）</td></tr>
<tr><td colspan="3">日中の活動内容</td></tr>
<tr><td colspan="3">午前</td></tr>
<tr><td colspan="3">午後</td></tr>
<tr><td colspan="3">夜</td></tr>
<tr><td colspan="3">一日の活動全体を通しての自身の振り返り</td></tr>
<tr><td colspan="3"></td></tr>
<tr><td colspan="3"></td></tr>
<tr><td colspan="3"></td></tr>
<tr><td colspan="3">今週の課題</td></tr>
<tr><td colspan="3"></td></tr>
</table>

表３　生活リズムをつくろう！

曜日	午前	午後	夜	
日				起床時間　： 服薬時間　： 就寝時間　：
月				起床時間　： 服薬時間　： 就寝時間　：
火				起床時間　： 服薬時間　： 就寝時間　：
水				起床時間　： 服薬時間　： 就寝時間　：
木				起床時間　： 服薬時間　： 就寝時間　：
金				起床時間　： 服薬時間　： 就寝時間　：
土				起床時間　： 服薬時間　： 就寝時間　：

＊服薬時間は就寝時の薬

一週間を振り返って

「それならできそうです」

「そうですか。あとは一〇時に布団に入るのはできますか？　寝られなくてもいいので布団に入る習慣をつけてもらいたいのですが」

吉村さんの顔を覗き込む。最初からここまでは難しいだろうか。

「寝なくていいのであればできます」

「最初はたぶん寝られないでしょうから布団に入るだけでもいいです。そこまでやってみましょう」

「えっ、それだけですか？　日中はどうすればいいんですか？」

吉村さんの顔に不安と焦りの色がにじむ。

「最初から無理してはいけないので、できるところからやりましょう。とりあえず、日中は好きに過ごしてかまいませんよ」

「がんばってみます」

吉村さんの肩に力が入る。

「どうしても起きられないときは無理しなくてもいいので、その様子を次回教えてもらえますか？」

「はい」

「今日の話はここで終わりますが、話してどんな感じがしましたか？」

吉村さんは少し驚いたように目をしばたたいた。

「今日は知らなかったことがわかって良かったです。話して少し安心はしましたが、朝起きられるかどうか不安です」

「最初からうまくいかなくていいんです、始めることが大切なんですから。なぜうまくいかなかったのかを一緒に振り返れればいいんです」

「そう言ってもらえると楽になります」

吉村さんのほほがかすかに緩む。終わり近くになって少し緊張がほぐれてきたようである。

鬼塚相談員はかすかにうなずく。

「今日はほかにどんなことがわかりましたか？」

「回復にリハビリが必要なことや、今までの自分じゃいけないこととか」

「そうですか。私の感想としては、きっと今まで相当がんばってこられたのだろうし、つらかったんだろうと感じました。ここに来るのも相当勇気が必要だったのだと思います。これからは一人で悩むのではなく、一緒に考えていきましょう」

吉村さんの肩の力が抜け、静かにうなずいた。

きっと今まで周りに相談したり助けを求めることが少なかったに違いない。そして困ると怒鳴ったりして対応してきたのだろうが、中間管理職になってそれが通用しなくなり、身動きが取れなくなったのかもしれない。そしてうつ病になってしまったのだろう。

表４　シェアリング（分かち合い）をすることの意味

①相談者が話し合われた内容をどれくらい把握しているのかを確認することができる。もし誤解や行き違いがあった場合には修正ができる。 ②お互いに感想を言うことでどうしても上下関係になりやすい関係を対等な関係にすることができる。 ③お互いの感想を話すことで理解が深まり、信頼関係の構築を促す。 ④うつ病を抱える相談者はできていないことや悪い部分にばかり着目しがちであるが、できていることや良い部分を伝えることで、自分のできていることや良い部分への気づきを促すことができる。 ⑤良い部分を伝えるときはできるだけ具体的な事象（例：メモを取っている）を盛り込んで伝えるとより効果的である。

「それと今、自分の置かれている状況をきちんと理解されているし、たとえば一生懸命メモを取っている姿を見ていると、本当に復職したいという気持ちが強く伝わってきました」

（このように相談の終わりに話し合ったことを振り返ることを「シェアリング（分かち合い）」と呼ぶ）

「では二週間後に」

部屋を出ていく吉村さんの背筋が、少し伸びたように見える。

＊

二週間後、吉村さんは時間通り相談室にやってきた。ベージュのジャケットとスラックスと前回よりカジュアルな服装だった。前回より少し肩の力が抜けているようだ。

「こんにちは。この二週間はどうでしたか？」

「週に二、三日は朝起きられないことがあって」

吉村さんは申し訳なさそうに話す。

「いえいえ、大丈夫ですよ。ちゃんと起きられた日があったわけじゃないですか」

「そうだけど、また寝てしまったこともあって」

吉村さんは記録表を取り出して見ながら話す。几帳面に書き込まれている。

「着替えと洗面はできましたか？」

「それはなんとか」

「ちゃんとできているじゃないですか。それに毎日お昼まで寝ていたのが、四日くらいは起きられるようになったということは前進ですよ。最初からうまくいかないのは当然です。あきらめずに続けていきましょう」

開始当初はできない部分に着目する傾向があるので、できていること、うまくいっていることを意識して伝えていく。

「どんなときに寝てしまいましたか？」

「天気が良くて外出日和のときとか、外から通学や通勤する人の気配がしてくると、自分だけ家でゴロゴロしているのが申し訳なくなって布団をかぶってしまいました」

吉村さんの眉間にしわがよる。

「ほかにはどんなことを考えてしまいますか？」

「やり残した仕事のことや、将来会社に戻れるのかと何度も考えてしまいます」

吉村さんは視線を下に向けたまま、こらえていたものを吐き出すように一息で言った。

表5　身体的休養と精神的休養

- 身体的休養とは長時間の残業や休日出勤で疲れきった体を休めることである。一般的に休養というと身体的休養を指すことが多い。
- 精神的休養とは不安、焦り、怒りなどの感情が激しく駆けめぐっている頭を休めることをいう。
- 精神的休養の取り方としては、時が経つのを忘れるようなことを見つけて行なうことが望ましい。
- 何も考えないで行なう家事なども精神的休養になる。
- 吉村さんの場合には、やり残した仕事や将来への不安が頭から離れず精神的休養が取れていない状態である。

「仕事のことや会社のことを考えてしまうのですね」

「ええ、気がつけばそんなことばかり考えて、どんどん不安が大きくなってしまいます」

「そうですか。それはつらいですよね」

やはり質の良い休養は取れていないようだ。うつ病の回復には休養が必要で、休養には大きく分けて身体的休養と精神的休養の二種類があるが、吉村さんはまだ十分な水準には達していない。特に精神的休養が必要である。

「自分が楽しめる時間とかほっとできる時間を見つけていきませんか?」

「楽しめる時間ですか?」

吉村さんは戸惑ったような顔をした。

「なんでもいいですよ。自分が時間を忘れて打ち込めるものとか、ふっと息をつけるような時間を探しましょう」

吉村さんは口を一文字にして納得のいかない顔をした。納得がいかないと前に進めないタイプなのかもしれない。

「今の吉村さんは働いていたときのことや将来のことが頭から

離れず、つねに休まらない感じがしているようですが、どうですか?」

「ええ」

吉村さんが小さくうなずく。

「ですから、そのようなことを考えないでいられる時間を意識して探していきませんか?」

「コーヒーかな。最近はやっていなかったけど自分でドリップして淹れたコーヒーを飲むのが好きでしたね」

吉村さんはしばらく考えて無精ひげの残る顎をこすりながらつぶやいた。

「コーヒーを淹れて飲むことはできそうですか?」

鬼塚相談員は吉村さんの顔を覗き込む。

「大丈夫です」

「ほかに楽しめそうなこととかリラックスできそうなことはありませんか?」

「今は思いつかないです」

しばらく考えてから、吉村さんはつぶやいた。

「じゃ、思いついたら教えてくださいね。今度は朝起きて着替えることと、一回でもいいのでコーヒーを飲む時間をつくってその様子を教えてください」

「わかりました」

吉村さんと目が合う。こんなこととしてどうなるんだと言いたげな表情だ。最初は仕方ないだろう。

「そのとき気をつけてほしいのですが、最初からおいしく淹れようとか、手早くやろうとか、そういうことは考えないようにしてください。それだけで疲れてしまうので」

吉村さんは無言でうなずく。

「そろそろ終わりにしますが、話してみてどうでしたか？」

「自分では起きられない日があったりしてダメな気がしていたけど、できていることもあるんだと思えました。それと久しくコーヒーなんて淹れてなかったので早速やってみます。効果があるのかわかりませんが」

「前回より随分ここに来るのに慣れたのかなと感じました。とても一生懸命なので私もがんばらなくてはという感じになりますね」

「ありがとうございました」

吉村さんはぎこちない笑みを浮かべる。

「では二週間後にお待ちしております」

＊

三カ月が過ぎ吉村さんの生活リズムは整ってきた。コーヒーを淹れる以外にも、濁り湯のお風呂の素を入れて入浴するなど、自分なりのリラックス方法を見つけはじめていた。

それ以外にも、一月目には飼育している亀のえさやりから始め、二月目には食器洗い、洗濯物たたみ、三カ月目にはゴミ出しや散歩まで行なうようになった。

相談室の外から蝉の鳴く声が聞こえる。昼間はまだ暑いが朝晩は過ごしやすくなってきた。

吉村さんは今日も時間通りに相談室に来た。半そでのボタンダウンシャツに綿パン、髪の毛を短く刈り上げて若々しく見える。

「こんにちは」

「こんにちは。よろしくお願いします」

小さく頭を下げ、自分から椅子に深く腰掛け、背筋も伸びている。調子は良さそうだ。以前はネクタイを締めて来ていたのに、今日の服装を見ると随分と慣れてきたようだ。

「その後はどうですか?」

「日中は起きていられるようになってきたし、コーヒーを淹れて飲むのも一日の日課になってきましたね」

吉村さんはほほを緩め、記録表を見せながら説明を始めた。

起床時間、就寝時間は安定してきているし、コーヒータイムや洗濯や掃除などの家事も組み込まれてきた。睡眠はまだ不安定な部分はあるが良い感じで取れている。そろそろ次の段階に進んでもいい頃かもしれない。

「コーヒーを淹れる時間をつくって何か変わりましたか？」

「少しのんびりした気分になれますね。朝、淹れて飲むようにしています。眠気覚ましの意味もこめて」

「順調ですね」

「おかげさまで」

吉村さんは頭をかきながら照れた顔をした。柔らかな良い表情だ。

次のステップに進むときの目安としては、焦りや不安から次に進みたいと訴える場合には慎重になったほうがいい。反対に物足りなさを感じるようになってきたら、次のステップに進む時期だと考える。

「そろそろ、次のステップに進んでもいい頃かもしれませんね」

鬼塚相談員は吉村さんの顔を見て話した。

▼家庭外寛解期

この段階では、①電車やバスなど公共交通機関を利用して決まった場所に通うこと、②持久力・

集中力などの向上を図ること、③同じような問題を抱える仲間と交流すること、が目標になる。

主な通所先は、リワークプログラムを実施しているデイケアや職業訓練施設などになる。これらの機関については後述する（第6章参照）。

また、この段階で図書館やハローワークへ通うことを希望する人も多い。しかし、基本的には薦めない。その理由としては、①枠組みがはっきりしていないのでデイケアなどへの通所より強い意志が必要になること、②同じような問題を抱える仲間と出会い交流をすることが難しいこと、が挙げられる。

実際、相談者のなかには図書館に通うことを計画しながら、いつのまにかパチンコ屋に通っていてギャンブル依存に陥ってしまったケースもある。

■家庭外寛解期Ⅰ

この段階では主に、電車やバスなど公共交通機関を利用して決まった場所に通うこと、つまり決まった場所に決まった時間にいることが目的となる。

最初は少ない日数・短時間からスタートすることが望ましい。また、プログラムにはリラクセーションや創作活動などから参加することが望ましい。

これらを踏まえて、再び吉村さんの物語の続きを見てみよう。

表６　代表的な復職支援プログラム（リワークプログラム）

①認知行動療法プログラム

認知療法はペンシルバニア大学精神科のアーロン・ベックによって考案され、認知の在り方（ものの見方や考え方）を変えることにより抑うつ感や不安感を和らげることを目的にした短期療法である。うつ病に対する治療的効果が確認されている療法で広く取り入れられている。

うつ病の認知療法は通常、個人精神療法で行なわれることが多いが、復職支援プログラムでは少人数（6～10名程度）のグループで行なわれることが多い。費用対効果が良く、参加者同士で話し合いをしながら進められるため、理解が深まりやすいというメリットがある。その反面、個々の問題に細かく対応することが難しいという側面もある。

「認知療法をやりさえすれば復職できる」「グループに参加すれば問題が解決する」などと考える人がいるが、プログラムに参加してワークをやるだけでは変われない。認知療法はそれまでに自分の考え方やそのゆがみを矯正するという一面をもち、自分を否定することにつながることもあり、精神的負担も少なくない。そのプロセスを通じて今まで違うものの見方を身につけることで、初めて変わっていけるのである。

また、一度プログラムに参加しただけではなかなか習得することは難しく、何度もテキストを見直して、実生活で繰り返し使うことで身についていくものである。

②オフィスワークプログラム

主にパソコンでの簡単な作業や、新聞の要約、仕事の関する本の読書などにより、仕事に近い作業をすることで持久力や集中力の向上を図る。

最初は疲れやすい自分に驚くことも多いだろう。それはうつ病に限ったことではなく、長期自宅療養をした人であれば、みな体力や集中力は低下する。継続して参加していくことで徐々に持久力や集中力は向上してくる。

③リラクセーションプログラム

筋弛緩法、イメージトレーニング、呼吸法、ストレッチ、ヨガなどを行ない、「どうしても体が緊張してしまう」「いろいろ考えて気が休まらない」という状態からリラックスした状態になるようにする。

リラクセーションのさまざまな方法を学ぶことで、仕事で疲れたとき、ストレスを感じたときに自分で対処できるようになることが目標になる。

④自己理解プログラム

病気のパターンや対処法、自己の理解を深めるプログラムである。主に第5・6章で取り上げるワークがこれにあたる。

職場でうまくいかなくなってしまったことをいかに自分の問題と捉え、自己の理解をどこまで深められるか、同じような問題が起きたときにどのように考えて対処するのかと考える訓練である。つまり、プログラムを通じて「新しい自分」に出会うことである。

自分自身を見つめ直す作業は精神的な負担が大きく、時には病状悪化につながることもある。しかし、この作業を避けて復職しても継続して働きつづけることは難しい。

＊

「この病院で行なっている復職支援プログラムです」

鬼塚相談員は復職支援プログラムの資料をテーブルに置いた。

「復職支援プログラムのことは知っていますか？」

「だいたいは主治医の柴田先生から聞いているので」

「そうですか。じゃ簡単にプログラム内容についてだけ説明しますね」


「どれに参加すればいいんですかね」

吉村さんは説明が終わるとすぐに尋ねてきた。

「そうですね。最初はストレッチとヨガあたりから参加してみてはどうですか？　物足りなければオフィストレーニングを足して」

鬼塚相談員は資料を見ながら話す。

「そんなものでいいんですか？」

吉村さんは声が少し鋭くなる。

「ええ、最初は通ってくるだけで大変なはずだから、週三日くらいから始めて調子を見なが

表7　自己決定を重視する

できるだけ自分で決定するように心がける。支援者主導で決めると、うまくいかなくなったときに「人に言われた通りにやったらうまくいかなかった」「本当は嫌だったけど言われたから」と言って、自分のこととして振り返ることが難しくなることが多い。自分で選択をした場合には他人の責任にしにくく、自分の問題として捉えやすい。 支援者は必要な情報（メリット／デメリットや他の人は今までどのようにしてきたのかなど）を提供して、最終的には本人に決めてもらうように促す。

ら増やしていくのがいいと思いますが、どうでしょうか？　もっと多いほうがいいですか？」

「本当にそれで大丈夫ですか？　みんな、認知行動療法とかにも参加するんですよね？」

吉村さんの声が一段と鋭くなる。

「休職期間も短くなってきたし」

言葉に焦りもにじむ。

「今、吉村さんは富士登山に例えると六合目を超えたあたりにいます。昼夜逆転していた生活が日常生活に支障がないところまで来ています。ここで無理して体調を崩したらふもとまでまた落ちてしまいます。せっかくここまでがんばってきたのに。また、布団から出られない生活に戻るかもしれませんよ」

「わかりました」

吉村さんはしぶしぶ返事をした。

「でも、吉村さんがどうしてもやりたいのなら、週五日フルで参加してください。そのほうが復職には近道かもしれない。しかし、急に負荷をかけることで再発するリスクも高くなります。ゆっくりやってもうまくいかないときはあるし、週五日のほうがうまくいく場合もあるので、吉村さんが自分で決めてください」

鬼塚相談員ははっきりした口調で言った。

「わかりました。週三回でお願いします」

吉村さんはしばらく考えてから自らを納得させるようにうなずく。

「週三日でいいのですね」

鬼塚相談員ははっきりした声で確認をした。

■家庭外寛解期II

徐々に活動日数・時間ともに増やし、持久力・集中力の向上を心がける。プログラムもオフィスワーク・トレーニングや軽作業など、より就労に近いものや話し合いなどに参加するように心がける。この段階になると、集団プログラムにおいて以前の職種や社会的地位、年収、休職期間などをお互いに比較し、他の参加者への羨望感を強めたり、自分のほうが苦しい状況にあるなどと考えて、参加者同士で牽制しあう場合がある。また、他の人の職場復帰の成功や失敗（再発）に焦ったり不安になることも多い。

成功－失敗（再発）という両極の間で不安に感じることは自然なことだが、ここで「成長」という考え方をもてるといい。「成長」というものを、他者との比較ではなく、自分がどのように変わってきたのかという視点で考えることである。たとえば、病状が重く、何もする気になれず、ゴロゴロしていた自分が、もうすぐ職場復帰という段階までやってきたことや、これまでのプロセスでいろいろなことを感じ考えて、自分自身が変わってきたと実感することである。これは第3章でも触れた「新しい自分に出会う」ことに通じるものがある。

また、この段階になると会社との調整も始まり復職の現実味が増してくる。それに伴い、退職を希望したり、体調を崩しはじめたりする人も多い。しかし、復職のほうが再就職より有利であることを伝え、安易に離職をしないように促すことが大切である。

＊

吉村さんが復職支援プログラムに通いだして一カ月半が過ぎた。二週間前の面接でプログラムを五日に増やし、この二週間は休まず通っている。

窓から外を見ると風吹く木々の梢が触れあってさみしい音を立てる。日も傾きかけている。日も短くなりはじめた。五時過ぎ、相談室のドアをたたく音がした。

「はい、どうぞ」

鬼塚相談員は明るく声をかけた。

ゆっくりとドアが開き、うつむき加減の吉村さんが部屋に入ってきた。小さく頭を下げると無言で席についた。からし色のカーディガンのボタンをかけ違っている。うつむいたまま何も話そうとしない。

「ずいぶん疲れているようですが、大丈夫ですか？」

吉村さんはやっと顔を上げた。目が赤く充血し眠れていないようである。

「最近、少し寝られてなくて」

「そうですか。何か気になることでもありましたか？」

鬼塚相談員は身を乗り出して話す。よく見ると吉村さんの口の周りにそり残しのひげが目につく。

「仕事を辞めようかと思って。グループでいろいろと話をしていて、やはり職場に復帰してもうまくいかない気がするので、新たな職場を探そうかと思っています」

吉村さんは小さな声で話す。

休職者のなかには、仕事をやめてしまうことで復職のプレッシャーから解放されると考え、自ら退職をしてしまう人も多い。しかし、原則として退職は望ましい選択ではない。休職者のほうが再就職者より職場復帰がしやすいからである。

「会社を辞めてはだめです！」

表8　傷病手当金

病気休業中に被保険者とその家族の生活を保障するために設けられた制度で、病気やけがのために会社を休み、事業主から十分な報酬が受けられない場合に手当金が支給される制度である。

鬼塚相談員は強い口調で言った。

「再就職より復職のほうが圧倒的に有利なんですよ。長引く不況のなか、再就職は難しく、それに加えて病気を抱えての再就職となると非常に難しい。もし再就職できたとしても病気を抱えていることは前提にならないので、リハビリ出勤や軽減勤務などの配慮は受けられないですよ。復職なら吉村さんは軽減勤務から始められるはずです。もったいない」

「でも、戻っても……」

吉村さんが口ごもる。

「それに休職中であれば、健康保険の加入、傷病手当などの経済的な支援が受けられますが、退職してしまうとそれらの支援が受けられなくなってしまいますよ。吉村さんは会社から休業補償(傷病手当金)が出ているんじゃないですか?」

「ええ。給料の六〇%が出ています」

「そうでしょう。今参加しているプログラムも休職者が対象で、再就職者は参加できないのですよ。どうしてだかわかりますか?」

「いえ」

吉村さんは小さく首を振った。

「復職支援より再就職支援のほうがずっと難しいからです」

鬼塚相談員の声に力が入る。今年から再就職の相談も受けるようになって、再就職が不利なことは痛感していた。だから戻る会社がある人には簡単に辞めてほしくない。

鬼塚相談員は大きく息を吐き出して話を続ける。

「吉村さんだけではありません。復職が現実のことになってくると以前のことが思い出されて辞めたくなる人は多いです。そのこと自体は現実的に復職を考えられる段階に来たということで良いことだと思いますが、辞めてはいけません。もしどうしても辞めたいのならば、復職して会社に籍を置いて、落ち着いてから転職活動という形を取ることをお勧めします」

「転職ですか……」

吉村さんは不満そうにつぶやく。眉間にはしわがよっている。

無職の立場で再就職先を探すのと在職したまま職探しをするのとでは、雇用する企業側の見る目が異なるのだ。在職したまま求職活動をするほうがはるかに前向きな転職と捉えられ、就職活動も有利になる。もちろん、休職者のなかには本当に会社の風土や考え方が合わない人もいる。その場合でもとりあえず復職して、転職してもやっていける状態まで回復してから会社を変えることが望ましい。

鬼塚相談員は「嫌なことから逃げるんじゃないよ！」と言いたくなる気持ちをこらえ話を続けた。

「会社での人間関係でギクシャクしていたり、休職前の嫌な思いをしたことが忘れられなくて悩んでいる人は本当に多いです。しかし「人のうわさも七五日」という言葉があるように、その頃のことを覚えていて気にしている人は少ないし、復職する頃には異動などで人が変わっていることもあります。退職することで楽になれるのは一瞬で、その後長い後悔がついて回ることが多いので、安易に退職をするのは控えてください」

鬼塚相談員の話し方は諭すような口調になっていた。鬼塚相談員は一方的な言い方をしてしまったことに心がささくれ立った。しかし、明らかに不利になることははっきり伝えないといけないと自分に言い聞かせた。

「少し考えてみます」

吉村さんは床を見ながらぼそぼそ話す。

そして短い沈黙の後、ゆっくりと立ち上がり「これで帰ります」と一言残し部屋を後にした。

ここがひとつの正念場だろう。ここで離職してしまうようではますます長引いてしまう。しかし、最終的に判断するのは吉村さんである。鬼塚相談員はそう考えていた。

▼職場適応期

この段階になると実際の職場に適応していくことが目標になる。ここで大きく、①復職、②病気を開示しない就労（一般就労＝再就職）、③病気を開示した就労（障害者雇用）の三つに分かれる。

①復職

できればリハビリ出勤を行なってから完全復帰することが望ましいが、リハビリ出勤の制度を設けていない会社も多く、すぐに完全復帰を要求されることも少なくない。

復職が近づくにつれて退職して新たな職場を探そうとする人がいる。このような人のなかには、休職前に上司や同僚とトラブルを起こしていたり、十分な引き継ぎもせずに休んでしまい、周りに迷惑をかけたことを悔やんだりしているケースが多い。会社への不満や不信感を抱きつづけている人もいる。

しかし、職場の人たちは本人が考えているよりも気にしていないことのほうが多い。長期間にわたる確執がある場合には、配置換えなど会社と事前調整を行なうことが望ましい。

また、管理職であることを負担に感じる場合には、降格希望をあらかじめ出しておくという方法もある。

②病気を開示しない就労（一般就労＝再就職）

この場合には病気に対する配慮はなく、他の社員と同様に対応されるため、アルバイトなどの短時間労働から始めてフルタイム労働を目指すこともひとつの方法である。

退職したときと同様の給与・業務内容を希望する人がいるが、長引く不況のなか、希望通りの求人を見つけるのは難しい。まずは自分ができそうなことからスタートすることが望ましい。

③病気を開示した就労（障害者雇用）

主に障害者雇用となるが、会社に病気のことを理解してもらって働く雇用も含む。この場合にはある程度の配慮はしてもらえるが、過度の期待は禁物である。

これらのことを確認するために、吉村さんの物語の続きを見てみよう。ここでは復職について取り上げる。病気を開示しない就労、病気を開示した就労については第7章で取り上げる。

吉村さんは前回の面接後、一週間プログラムを休んだ。しかしその後はまた参加するようになり、一カ月が過ぎていた。

＊

表9　EAP（従業員援助プログラム）

EAPとは会社のためのメンタルヘルスサービスである。主な内容としてはメンタルヘルスに関する相談、メンタルヘルスの普及啓発、心の病の予防、休職者への復職支援などがある。 対象は契約企業の従業員とその家族に限定されるので、すべての休職者が受けられるわけではない。もともとEAPがある企業でも長引く不況のなかで、EAPとの契約を切るところも増えてきている。 まずは会社にEAPのサービスが受けられかどうかの確認をすることが必要である。もし利用できるのであれば、会社との橋渡し的なサービスを受けられるので利用することが望ましい。

空を見上げると久しぶりの澄み渡った秋晴れだ。はけでひいたような雲が空高く浮かんでいるのをぼんやり眺めているとドアをノックする音が聞こえる。

真新しい濃紺のスーツに身を包んだ吉村さんが入室してきた。背筋は伸び、顔には生気が宿っている。

「先週の職場訪問はどうでしたか？」

吉村さんは休職後、初めて会社に挨拶に行ってきたのだ。

「ええ、思っていたより問題なかったです」

吉村さんは頭をかきながら話す。ほほを緩め笑みがもれる。

「そうですか。良かったですね。いつから出社ですか？」

「来週から。プログラムも今週いっぱいです。鬼塚さんが言ったようにＥＡＰを利用して良かったです」

「そうでしょ。使えるものは何でも使わないと」

鬼塚相談員は少し自慢げに話す。

「ＥＡＰの人が挨拶にも上司との話し合いにも入ってくれたので助かりました。リハビリプランも作成してくれました」

吉村さんは職場復帰支援プログラムと書かれた紙をテーブルに

表10　職場復帰支援プログラム

1週間目	月・水・金	1:00 〜 4:00	事務処理補助	
2週間目	月・水・金	10:00 〜 4:00	事務処理補助	産業医診察
3週間目	月〜金	10:00 〜 4:00	事務処理補助	
4週間目	月〜金	9:00 〜 5:00	事務処理補助	産業医診察および面接

※4週間の勤務状況および産業医の診察から復職の可否を決定する。

置いた。そのプログラムは吉村さんの提携しているEAP（従業員援助プログラム）が作成したものだ（表9）。

鬼塚相談員は用紙を手に取りじっくり見た（表10）。

よくできた支援プランだ。欲を言えば、この内容を三カ月くらいかけて実施できるといい。しかし、吉村さんは休職期間の残りも少ない。リハビリ勤務を認めEAPと提携している会社は少ないのだから、本当に恵まれている。会社を辞めなくて良かった。

しかし、これほどのサポート体制が準備できるのは一部の大企業だけで、中小企業ではここまでの体制をつくることは難しいだろう。

「この事務処理補助というのは？」

鬼塚相談員は用紙をテーブルに置くと静かに尋ねた。

「コピー取りやファイリングのことだと聞いています」

吉村さんがかすれた声で言った。

「以前の吉村さんの仕事から比べると簡単なことかもしれませんが、少しずつ慣らしていきましょう」

鬼塚相談員はできるだけ明るい口調で話す。

職場復帰した当初は、ほとんど他のスタッフの補助的な仕事を担当する場合が多い。個人担当業務があることはほとんどない。以前の業務内容と比較して単調でつまらないかもしれないが、リハビリテーションのつもりで従事してほしい。補助的な仕事がこなせるようになれば、だんだんと責任ある仕事も任されるだろう。

「これまでいろいろありましたが、本当にありがとうございました」

吉村さんは急に立ち上がって頭を深々と下げた。

「いえいえ、大したことはしていないですよ。ここまで来られたのは吉村さんの力です」

鬼塚相談員は心のなかでガッツポーズをつくりながら中途半端な照れ笑いを浮かべる。

「それにここからが本番ですよ。今後はＥＡＰスタッフと相談しながらということになると思いますが、とりあえず三カ月、三カ月がんばってください。そうすれば随分楽になるはずですから」

鬼塚相談員は右手を出し、吉村さんに握手を求めた。

▼職場復帰後三カ月の過ごし方

復職・再就職して最初の三カ月が、職場に慣れるまでのとても大切な時期であり、また同時にうつ病が再発しやすい時期でもある。

また、職場の周りの人たちも最初の三カ月は様子をみている時期でもある。この時期に良い印象を与えられれば、その後、多少のミスがあっても評価が下がることは少ない。その反対に良くない印象を残すと、がんばってもなかなか周りの評価が上がりにくいのである。

そして復職の場合、周りの人たちが配慮できるのは長くても三カ月くらいである。これは心の病に限らず他の病気でも同様である。三カ月を過ぎると多くの人は「あの人は病気だった」という意識が薄らぎ、同じような働きを求めてくる。もし三カ月過ぎても周りから配慮されながら働いているとすれば、職場から浮いていて適応できていないということになるだろう。

■三カ月を通じて意識しておくポイント

①職場の同僚は仕事の仲間と割り切り、距離を保つ

職場は仕事をする場所であり、コミュニケーションを深める場でも友人をつくる場所でもない。必要以上にプライベートの話をすることはトラブルの元である。

②周りの雑音に振り回されないで、自分のことだけに集中して、自分に必要なこと以外は気にしないようにする

職場の噂話や悪口には極力、関わらない・気にしないようにする。それらに振り回されて体調を崩す人も多い。どんなに良い人でも仕事ができる人でも、陰口をたたかれるものである。

③問題が生じたときにどうすれば円滑に対処できるのか、どうするのがベストなのかを意識する

トラブルが生じたときに担当者がどのように対応しているのか、どのようなトラブルが多いのかをつねに観察して、同じようなトラブルが自分に振りかかったときのために自分なりにシミュレーションをしておこう。

④自分が働きたくて働くのだということを忘れない

詳しくは第7章で触れるが、自分自身の意志で働いていることをつねに念頭に置こう。

⑤今を乗り切れば楽になるということを意識しつづける

三カ月を過ぎると周りのことも仕事のことも随分とわかってくる。そうなると仕事も楽になってくると信じて働こう。

⑥再発の信号（第７章参照）と自分の状態をつねに照らしあわせ、働くことよりも再発防止を優先する

働くことより再発を防止することのほうが大切である。しかし、再発防止のために嫌なことから逃げようとしていないか、病気を言いわけにしていないか、もう一度自問自答してみよう。

▼ここまでのまとめ

回復の道のりは三歩進んで二歩下がるようなものである。うまくいかないときもある。焦らず自分が今どの段階にいるのか、何を目標にすべき時期なのか、時には一番調子の悪かった時期（安静期）を思い出し、自分の進んできた道を確認することも大切である。

そして、自分が積み上げてきたことを振り返り、「これだけがんばってきたのだからうまくいくはずだ」と思えるようになると、再び働ける日が近いのではないだろうか。

第5章 うつのリハビリテーションの実際1——埜崎健治

▼自分を知ること

受験勉強では志望校の出題傾向や試験形式を調べ、それに合わせた対策を立て勉強を進める。うつ病のリハビリテーションでも、自分の病気の症状や傾向（パターン）や家族のことを知って、自分なりの対応策を身につけて再発防止を目指す必要がある。

ここで再就職に向けて準備を進めている石川さんの物語を通して考えてみたい。

■石川さん（三六歳）男性

高校一年時に不登校になり、単位制高校に転校し、一年遅れで卒業する。高校卒業後、運送会社に勤める。二四歳で結婚し、現在二人（長男一〇歳、長女八歳）の子どもがいる。二九歳のときに配置換えがあり、その頃から不眠、食欲不振、倦怠感などでメンタルクリニックへの通院を開始し、うつ病と診断される。三一歳、三三歳で二回の休職をしていて、三四歳のときに三回目の休職。そして、退職。

■鬼塚相談員（三六歳）精神保健福祉士・社会福祉士

都内の精神科病院に勤務して一〇年。三年前から復職支援（リワークプログラム）デイケアおよび外来相談の担当になる。そして今年からは、以前から希望の多かったうつ病患者の再就職支援相談も担当するようになった。

＊

鬼塚相談員は外来にある相談室で、これから面接をする石川さんの記録を読んでいた。

石川さんは、三三歳の休職時に復職支援プログラムにも参加しているが、職場に戻って三カ月でまた休職している。三四歳で退職し、何度か就職活動を行なうが、定職に就けないまま二年が過ぎている。病状は一進一退の状態が続いている。

主治医からのオーダーには「退職金が底をつき、貯金を切り崩している状態である。年金などの各種社会サービスの利用も視野に入れながら再就職支援を希望する」と記されていた。

「これは大変だな」

思わずため息と一緒に弱音がこぼれおちた。中庭の木々が暗く見える。かすかに霧雨も降っている。そろそろ梅雨入りするのだろう。

会う前から気が重くなった。うつの再就職支援は難しい。ファイルから視線を外し、外を見上げると、空一面に灰色の雲がかかっている。ノックする音とともにドアが開く。

「あの……石川です」

ボーダー柄のポロシャツを着た石川さんは小さく頭を下げる。首筋にアトピーのあとが見える。

「はじめまして。石川さんの担当になる鬼塚です。よろしくお願いします」

鬼塚相談員も頭を下げ、椅子を勧めると石川さんは遠慮がちに座った。とても心配そうな表情で浅く腰かけている。バッグを両腕でしっかり抱え、全身に力が入っている。

「今回はどのようなことで相談にいらっしゃいましたか？」

「あの、自分で就職活動をしているのですが、なかなか良い仕事がなくて。あってもそのときには調子が良くなくて、働けるような状態ではなくて……」

石川さんのかすれた声がかすかに聞こえた。

「一人で就職活動を続けるのが難しくてどこか相談できるところがないかと思っていたとこ

表1　障害者窓口

ハローワークとは職業紹介、指導、失業給付などをすべて無料で手がける国の行政機関である。一般求人紹介のほかに障害者（身体障害者・知的障害者・精神障害者）専用の就労相談窓口もある。ここでは主に障害者雇用の紹介を行なっている。 ただし、求人の多くが身体・知的障害者対象で精神障害者の求人は少なく、心の病について詳しい担当者も少ない。

ろ、鬼塚さんを紹介されました」

石川さんの視線は定まらず、落ち着かないようだ。

「たしかに再就職はこの不景気ですから難しいですよね」

「そうなんです。それに加えてうつ病もあるので、相談できるところがほとんどなくて」

「ハローワークとかには相談に行かれましたか？」

「ええ、でも障害者窓口（表1）に行かされたんです。でも障害者雇用なので、違う気がして……」

石川さんはとぎれとぎれに話す。

障害者雇用を希望しないのか。まだ、どちらがいいのかはわからないが
——鬼塚相談員はそう思いながら話しかけた。

「再就職支援センター（表2）とかには行かれましたか？」

「行きました。でも有料だし、心の病気があるのがわかると、急に紹介が減って……」

石川さんは小さな声でぼそぼそと話す。

「わかりました。ではここで再就職に向けて準備を進めていきたいということでいいですか？」

表２　再就職支援センター

主に中高年の退職者を対象に、再就職のためのメンタルケアをはじめとして、履歴書・職務経歴書の書き方や面接対策など実践的なノウハウを提供する会社のことである。リストラや倒産による再就職希望者を想定しており、精神疾患を抱えた希望者への支援は充実していないのが現状である。

「お願いできますか？」

石川さんはすがるような眼で見つめてくる。

復職支援は質量ともにまだ十分とは言い難いが、以前より充実してきた。それに比べてうつ病の再就職支援は、石川さんの言う通りほとんどないといっても過言ではない。

ここでいう再就職支援とは、うつ病になって休職を繰り返し、休職期間を終了しても復職できず退職を余儀なくされた人、もしくはうつ病のため会社での居場所がなくなり自ら退職をした人が対象になる。初めて就職する人ではなく、就労経験のある人たちのための支援である。

「ここは医療機関なので仕事探しはできません。プログラムは休職者が対象なので参加できませんが、よろしいですか？」

「仕方ないです」

「相談支援が中心になりますが、それでよろしいですか？」

鬼塚相談員は伏し目がちに話す。十分な支援体制がないことに申し訳ない気持ちになる。

「……お願いします」

石川さんは少し考えてから返事をした。

「では次回までにこれに記入してきてもらってもいいですか？」

ファイルから一枚のシートを取り出し、石川さんに渡した。

「自分の病気のことやその対応について振り返るためのシートです。わからないところは空白でいいので」

「わかりました」と石川さんはシートをじっと見つめたままつぶやいた。

「じゃ、一週間後にお待ちしています」

鬼塚相談員は石川さんが背中を丸めて部屋を出るのを見送ると思わずため息がもれた。

再就職者の支援は復職希望者より難しく、時間がかかる。

＊

一週間後、石川さんが来室した。

「おはようございます」

石川さんは半そでのボタンダウンシャツにスラックスとこぎれいな服装で、椅子に深く腰かけた。

「おはようございます」

背筋は伸び、顔色も良い。ぼそぼそと話すが、調子は良さそうだ。

「早速ですが、ワークはやってみましたか？」

「ええ、一応は」

石川さんはうつむきながら小さい声で話す。

「やってみてどうでしたか？」

「難しかったです。難しかったというよりは今まで考えてこなかったことが多くて」

石川さんは苦笑いを浮かべる。

「いいんですよ。あまり考えたことがないことが多いと思います。みなさんそうですよ。ただ、働いていくうえで、いや病気とうまく付き合ってために必要なことなので一緒に考えてみましょう」

石川さんは小さく頭を下げ、少し納得いかない顔をした。

「たぶん、今までこのようなことはあまり考えたことがなかったと思います。だからこそ今までと違うことをしましょうよ」

「今までと違うこと？」

赤くなった首筋を触りながら石川さんが言った。

「そうです。今までと同じことを繰り返していたら、また同じことを繰り返す可能性が高くなるでしょう。だから、今までと違うことをして、これまでとは違う石川さんになるんですよ」

「違う自分ですか？」

石川さんは自信なさそうにつぶやいた。

「とりあえずやってみて意味がなさそうならやめればいいので、考えてみましょう」（石川さんと話し合って書きあげたシートは表3の通りである）

＊

「今日はこれで終わりますが、どうでしたか？」

鬼塚相談員はファイルを閉じながら話す。

「再発防止サインとか今まで考えたことがなかったことがわかりました。本当に自分の病気のことを知らなかったんですね」

石川さんは終わったことへの安堵の吐息とともに言葉を続けた。

「自分の病気のことをこのようにまとめて考えたことがなかったので、良かったです」

「じゃ、今度は家族のことや今後のことについて少し考えてみてください。わからないところは一緒に考えるので無理しないでくださいね。考えることに意味があるので」

鬼塚相談員はそう言って、新しいワークシート（「家族・友人などのソーシャルサポートの状況」（表5）、「生きがい・今後の希望」（表8））を石川さんに手渡した。

「はい。次回までにやってみます」

表3　自分の病気の捉え方

質問（1）病気の調子が悪くなりそうなときに現われる前兆や症状はありますか？それはどのようなものですか？（不眠、体のだるさ、イライラ感、調子が上がる、怒りやすいなど）
質問の意図——この質問は「再発防止信号」である。病状が悪化する前に対処するために再発する前の症状を把握する。 主な症状として多いのは不眠、無気力感、体のだるさ、イライラ感、頭・肩・腰などの痛みである。 ここで大切なのは良好な状態（青信号）、ちょっと調子が悪くなりだした要注意の状態（青色信号点滅）、調子が悪い危険な状態（黄色信号）、再発寸前もしくは再発しはじめの状態（赤信号）に状態を分けて、日常生活のなかでつねに意識するように心がけることである。 また、不眠や無気力感という表現だと把握しにくいので、「3日連続不眠」「やる気が出ないため犬の散歩に3日間行けない」のようにできるだけ具体的にしてチェックしやすいようにする。 なかには自分で症状が自覚できない人もいる。その場合には身近な人（家族、職場の同僚など）が見て判断できるような再発防止信号を作成することになる。この場合には身近な人に協力依頼をして再発防止に心がけることになる。
回答 ● 青信号——良好な状態 ・朝まで目が覚めることなく眠れる。 ・アトピーが落ち着いている。 ・肩こり、目の疲れがない。 ・何かをするのを面倒に感じない。
● 青色点滅信号——活動量を減らし休息を心がけ、通院時に主治医に相談をする。 ・途中で目が覚めてしまうことやなかなか寝付けない日が2日以上続いている。 ・アトピーが乾燥してかゆみが出てくる。 ・肩こり、目の疲れが出てくる。 ・何かをするのを面倒に感じる。
● 黄色信号——仕事を休み、主治医に連絡し、受診をする。 ・寝られない日が4日以上続いている。 ・アトピーがかゆく、薬が必要になる。 ・体が緊張してだるく、朝起きるのがつらい。 ・何もしたくない。

● 赤信号――ここまで来ると再発手前、もしくは再発している。主治医に相談し、長期休暇を職場に申し出る。
・眠れない日が1週間以上続いている。
・体がだるく、朝布団から出られない。

石川さんの場合にはアトピーという身体症状で現われるため、再発防止信号がわかりやすい。なかにはなかなか症状に気がつかない人もいる。その場合には会社に行けなくなったときの状態（赤信号）から調子が良かった状態まで戻る形で考えていくと気づきやすい。
どうしても無理して受診が遅くなる場合もあるので、どの段階で臨時受診するかを事前に決めておくことも重要である。
また、本人がどうしてもサインを見つけられない場合には家族など周りの人が気がつけるサインを見つけ、家族などの再発防止信号に気がついてもらうようにする場合もある。

質問（2）調子が悪いとき、それに気がつくことができますか？　またそのようなとき、どのように対処していますか？

質問の意図――これは「再発防止信号」が確認された場合の対処法である。対処法として多いのが頓服薬を飲む、横になるなどである。薬物療法以外の対処法も検討しておくことが大切である。

回答
● 調子が悪いときに気がつくことができる。
①臨時薬を飲む。
②横になる。
③好きな音楽を聞く。
④マッサージに行く。

以上4つが石川さんの対処法である。臨時薬を飲むということを対処法としてあげることが多いが、薬物療法以外の対処法も考えておくことも必要である。

質問（3）調子が悪いとき、誰かにすぐに知らせて援助を求めることができますか？

質問の意図――再発防止信号に気がつくことができても誰にも相談ができず、がんばりつづければ再発をしてしまう。再発防止信号に気がついたら、無理せず相談をして協力してもらうことが大切である。
また、調子が悪くなったときに周りにどのようにしてほしいのか明確にしておくことが必要である。たとえば、「そっとしておいてほしい」「優しい言葉をかけてほしい」「そばについていてほしい」など人によって希望する接し方が違うので、それがわかるようにしておくことが望ましい。職場の人たちも事前に知っていると調子が悪そうなときに戸惑うことなく対応できるようになる。

回答 ● できる——妻と主治医に相談する。 ・妻—子どものことと経済的なこと。 ・主治医—症状と薬のこと。
石川さんはSOSを出すことができたが、妻には休職していることによる経済的な問題について、主治医には不眠などの症状や薬について相談をしている。相談というより相手にすべてをゆだねる、自分のこととして考えない人もいる。 前章で紹介した吉村さんのように相談をすることが苦手な人もいる。相談することが弱音を吐くようで恥ずかしいと感じている人も少なくない。特に中高年の男性にその傾向が見られる。 そのような場合には、相談することの大切さを説く前に信頼関係を築き、人に相談することで少しでも不安が軽減したり気持ちが楽になる感じを経験してもらうことが大切である。
質問（4）あなたの病気の特徴はどのようなものですか？
質問の意図——必要なことは「うつ病」「適応障害」といった病名ではない。職場の多くの人たちは病名を言われても、病気の特徴を理解できるわけではない。 どのようなときに調子が悪くなりやすく、どのような症状が出やすいのか？　調子が悪くなったときにどのように対応するといいのか？　また職場の人にどのような点に配慮してほしいのか？　といったことを記載する。
回答 ● アトピーの悪化と服薬 不安が強くなるとアトピーがひどくなり、だんだんと寝られないことが増えてくる。それが続くと朝起きられなくなる。頓服薬を飲むことで、ある程度不安は緩和される。調子が悪いときには横になって安静にすることで楽になることも多い。

用紙を受け取る手がかすかに震えている。まだ緊張が強いようだ。

「じゃ、また来週待っています」

＊

一週間後、石川さんはワークシートを持って時間通り来室した。外は雨が降っている。昨日が梅雨入りだった。

「おはようございます。ワークはやってみましたか？」

石川さんは濡れた肩口をハンカチで拭きながら首を縦に振った。

「ワークは難しかったですか？」

「そうですね。今後のことの質問はしんどかったです。特に今後については考えにくくて」

石川さんは首のアトピーをかきながら話した。

調子が少し悪いのかもしれない。今後について考えることで不安が強くなる人も多い。石川さんもそうなのだろうか？　自覚はできているだろうか？

「調子はどうですか？　あまり良くなさそうですけど……」

「ええ、「青色点滅信号」ですかね」

石川さんはほほを緩めて言った。

前回にやった再発信号を使ってくれている。自分の症状を自覚できている。

「少しアトピーがかゆくて、昨日少し寝られなかったくらいなので」

石川さんは両手を上げて伸びをしながら話した。

「話を進めても大丈夫ですか?」

石川さんはあくびを出るのを手で押さえる。あまり乗り気ではなさそうだ。

「大丈夫ですよ。ただ、朝、頓服薬を飲んだから少し眠気が残っていて、すみません」

調子が悪いときの対処もできている。

「どうして調子が悪くなったか思いあたることはありますか?」

「そうですね。やはり将来のことを考えていたら不安が強くなってしまい、寝られなくなったことかな。なので「生きがい・今後の希望」のワークができませんでした」

石川さんは首筋のアトピーをこすりながら話す。どこか他人事のように聞こえる。

「そういうときには無理して考えなくてもいいですよ。まだそのようなことを考えるのが早いのかもしれないので」

「やらないといけないと思うので……」

石川さんはしばらく考えてから重い口を開いた。感情の抜け落ちたような声だ。

「わかりました。とりあえずやってみましょう。今日は「家族・友人などのソーシャルサポートの状況」のワークを一緒に考えて、「生きがい・今後の希望」のワークについては次回様子

表4　振り返りを行なう時期

(1)	本人が希望していること
(2)	支援者から見て振り返りができるくらい精神的に安定していること
(3)	支援者との信頼関係が築かれていること

をみて考えましょう」

鬼塚相談員は石川さんの目を見て話すが、石川さんはすぐに視線をそらした。

▼現実問題に直面する

自分自身のことや周りの状況を振り返る作業は、時として現実問題に直面することになり、不安が高まり症状が悪化することがある。振り返りを行なう時期については慎重に検討することが望ましい。

時に振り返りの作業のなかで不安や焦りなどが生じることがある。また、嫌な自分や醜い自分に出会うこともしばしばである。そのようなとき、それらを受け止めて一緒に考えていけるパートナーになれるかどうかは支援するうえでとても大切である。この信頼関係がないまま進めると、表面的な振り返りになったり、支援者にマイナスの感情を抱くことも多い。

反対にいつまでも自分と向きあうことを避けつづける人もいる。その場合、あせって向きあわせようとしてもうまくいかないことが多い。その場合には向きあ

表5　家族・友人などのソーシャルサポートの状況

質問（1）家族構成と今の状況
質問の意図――同居・別居など、家族の状況、その家族との関係について把握する。うつが長期化して要因や発症した原因が家族関係にある場合も多い。その場合には家族面接などを行ない、家族の調整、理解・協力を促すことも必要になる。
回答――妻（36歳）長男（10歳）長女（8歳）と同居。妻は2年前からパートとして働きはじめた。子どもたちには「病気のため仕事を休んでいる」と説明をしている。疲れているときにはうるさく感じることもあるが、子どもたちは可愛いし一緒にいて癒されることも多い。夫婦の両親ともに健在だが、高齢で遠方に住んでいるので援助をしてもらうのは難しい。
質問（2）家族のなかであなたのことを理解して相談に乗ってくれる人は？
質問の意図――家族のなかでのキーパーソンを把握する。また、相談内容や頻度などからキーパーソンとの関係性がわかる。
回答――妻／病気で休むようになり話すことも増えてきたが、もう少し病気のことを理解してほしい。
質問（3）家族以外であなたのことを理解して相談に乗ってくれる人は？
質問の意図――家族以外のキーパーソンを把握する。職場の上司、友人、主治医などが多い。
回答――柴田先生（主治医）／薬のことや病気の症状などについて相談。

わなければいけない状況（退職したとき、家族から離婚を迫られたとき、経済的に逼迫したときなど）まで待つことが必要になる。アルコール依存症の底つき体験に近い感じである。

たしかに石川さんはいろいろと相談してくれている。主治医との関係も悪くない。少し他人まかせな気もするが、人にSOSを出す力はもっているようである。しかし、ここから先の「生きがい・今後の希望」のワーク（表8）の部分が空白である。ここからは難しかったのだろう。

＊

石川さんに取り組んでもらった

ワークは、家族・友人などのソーシャルサポートの状況を確認するものだった（表5）。鬼塚相談員はワークシートを見ながら尋ねた。

「質問（2）の答えですが、「もう少し病気のことを理解してほしい」というのはどんな感じですか？」

「妻は病院にも時々ついてきてくれるし、いろいろ心配してくれるんですけど……」

石川さんは途中で言い淀んでしまう。

「もめたりするんですか？」

鬼塚相談員はさらりと聞いた。

「時々……。早く働けるようになってほしいんだと……」

石川さんは耳を澄まさないと聞き取れないような小声で言った。

「どんなことでもめてしまうのですか？」

石川さんはうつむいてだまりこんでしまう。そして、首筋のアトピーを触りはじめる。

鬼塚相談員は小さく息を吐きだすと、次の設問に視線を移した。

「石川さん、今日はここまでにしませんか？」

「えっ？　ここで終わりですか？」

アトピーをいじる手が止まる。

「空白の部分はもう一度考えてきてもらってもいいですか？　それから「生きがい・今後の

表6　ほめるワークのねらい

うつを抱える人は、できていないことやできなくなったことばかりに着目して、今できていることや自分の良い部分を見失う傾向がある。そのため、就寝前に一日を振り返って、自分自身でほめるようにする。そうすることで、自分が今できることや自分の良いところに気づき、自信回復を促すことができる。 うつを抱える人は、とてもがんばっているのにそのことに気がつけなかったり、要求水準が高くて、自分の良い部分を振り返れない場合がある。「自分をほめたり許すことは悪いことだ」という考えに固執していることもある。その場合には良いところやがんばっているところを伝え、ほめるようにしている。 しかし、そのような人たちは、ほめられても素直に聞けなかったり、苦痛に感じることがある。支援者は、誰がどのような方法でほめると効果があるのか、どのような人に効果があるのかについて明確にしていく必要がある。

希望」のワークも」

鬼塚相談員ははっきりした声で話す。

ここからの項目は時間をかけてやったほうがいいだろう。

「でも、そればかり考えて調子が悪くなるといけないので、ほかのワークを出してもいいですか？」

「あっ、はい……」

石川さんは少しうんざりしたような顔をする。

「これは「ほめるワーク」（表6）というものです。やり方は簡単ですよ」

ワークシートを渡しながら話した。石川さんは不思議そうな顔をして見つめてくる。

「就寝前に一日を振り返って、自分自身をほめて、それをこの用紙に記入してください。やることはそれだけです」

できるだけ簡単に話したが、石川さんの表情は硬くなっていく。

「それだけって、自分をほめるんですか？」

石川さんのほほがこわばる。また首筋を触りはじめる。

「そうです。自分ががんばったことや良くできたことを思い出して書いてください。大したことでなくていいんです。たとえば、他人に何かを聞かれて、やさしく教えることができたとか。大きなことでなくていいんです。小さなことでもいいので自分が良くやったなということを見つけて「良くやったな」って自分で自分をほめてください」

「自分で自分をほめるんですか？」

石川さんの顔に困惑がにじみでる。

「人ってもともとほめられることが好きなんですよ。生まれたばかりの頃は立ったとか歩いたとかで周りからとてもほめられる。でも学校に行くようになるとテストで一〇〇点を取ったとか運動会で一等になったとかでないとほめられなくなる。大人になるとめったなことではほめられなくなるんですよ。営業成績で一位になったとか大きなイベントがないと」

石川さんは深くうなずく。ここまでは納得してくれているようだ。

「でも大人もほめられたいんですよ。だから自分で自分を認めてほめてほしいんです」

「わかりました。ちょっとやってみます」

石川さんはテーブルの上のワークシートに手を伸ばす。

「ありがとうございます。もしやって意味がなければ、そのときにはやめましょう」

鬼塚相談員は一呼吸置いて話を続けた。

「それからワークをやるのは大変だし、考えることがつらいものもあるだろうと思います。

それでも休まず通ってくれてすごいと思います」

「一人では何もできないから」

石川さんはため息に乗せてつぶやいた。

「そうやって一人でできないことを知っていることがすごいことなんですよ。その気持ちは大切にしましょう。また来週待っていますね」

面接の最後には気がついたことやわかったことをまとめて伝えることが大切である。プラスのフィードバックを多くして、次回もまた来たいと思ってもらえるようにしたい。

▼生きがい・今後の希望を見つめ直す

■楽しめる時間を見つける

一週間後、石川さんはワークを持って時間通り来室した。

「おはようございます。これって難しいですね」

石川さんは入室するなりワークを机に置いた（石川さんのやってきたワークは次の通りである（表7・8））。

表７　ほめるワーク①の回答例

月曜日	夕食を家族のために作ることができた。
火曜日	スーパーに買い物に行き、袋はいりませんと言い、エコバックを使うことができた。
水曜日	カラオケに行くことができた。
木曜日	雨が降っていて買い物に行きたくなかったけれど、がんばって行けた。
金曜日	ゴミ出しと散歩に行くことができた。
土曜日	久しぶりに家族で外食をした。妻とも子どもとも仲良くできたし優しくなれた。とても楽しかった。
日曜日	散歩に行くことができた。

「『ほめるワーク』は難しかったですか？」

「ええ。でも、こんなことでいいんですか？」

石川さんはワークを見ながら言う。

「ええ、これでいいんです。よくできていると思いますよ」

一回目とは思えないくらいうまく書けている。最初はほめることが見つけられないことが多いのに。

石川さんはふっと息を吐き出す。少し安心したようだ。

「なかなかうまく見つけられない人もいるのに、これでＯＫです。ここにも書いてありますが、がんばっている自分に気がついてもらいたかったので」

鬼塚相談員は、右手でＯＫマークをつくって笑った。

「ありがとうございます」

表８　生きがい・今後の希望

質問（1）あなたは何をしているときが楽しいですか？（趣味・好きなことなど）
質問の意図――仕事ができる人の条件のひとつに「ON ／ OFF の切り替えが上手な人」があがることが多いが、この質問はその OFF の部分である。楽しめる趣味や時間がないと、つねに仕事のことが頭から離れなくなり、疲れ果ててしまう。そのため、仕事を忘れて楽しめることや時間が大切になる。 またこれは精神的休養を取る方法のひとつでもある。ただし、それを実施するために高額な費用が必要なもの（例―ダイビング、高額な楽器）は経済的な負担が大きく、現実的に実施が難しいので適さない。 また、アルコールやパチンコなどのギャンブルは依存症につながりやすいので注意が必要である。
回答――パチンコ、カラオケに行く。
質問（2）毎日の生活で困っていること、今後の目標は？
質問の意図――抱えている問題を明確にすることとこれから先の展望を明確にする。
回答――現在は退職金と貯金を切り崩して生活しているが、いつまでもこのような生活は続けられない。仕事を見つけて早く働きたい。そうしないと生活が経済的にもきつい。
質問（3）今後、どのようになりたいですか？
質問の意図――今後どのようになりたいかを明確にすることで長期的な目標を立てることができる。
回答――正規社員になって働きたい。家族にお金のことで心配をかけたくない。

石川さんは嬉しそうに頭を下げる。

「これからも続けますか？」

「続けてみます」

石川さんは少し考えてから話した。

「それはそうと最近は寝られてますか？」

さりげなく石川さんの首筋を見る。アトピーは落ち着いているようだ。

「あの後、二、三日は寝られなか著ったけど、ここ数日は寝られているし、肩こりもないから青信号です」

石川さんは穏やかな目で見つめてくる。これなら大丈夫だろう。

「わかりました。一緒に考えましょう。「生きがい・今後の希望」についてちゃんと書いていますね」

「ええ、なんとか」と照れたように石川さんはワークに視線を落とす。

「パチンコやカラオケが楽しいと書いていますが、どれくらいのペースで行っているのですか？」

「うーん、お金がないから各週一回ずつくらい」

石川さんはばつが悪そうに頭をかいた。

「だいたい、いくらくらい使うのですか？」

鬼塚相談員はできるだけ責めるような口調にならないように気をつけた。しかし、もう何年も働かず貯金を切り崩している状態で、カラオケやパチンコに通われた家族はどう思うだろうという思いが頭をよぎる。これが家族とトラブルになる要因のひとつだろう。

「カラオケは安いですよ。一回二千円程度。歌うだけで食べたりしないし、安い店で歌うから」

「カラオケはどのようなところが楽しいんですか？」

「楽しいというよりは歌っているときには何も考えないでいられるから」

石川さんはかすれた声で答える。

「そうですか。パチンコは？」

「勝ったり負けたりするから一概には言えないけど、五千円くらい。別に稼ぎたいわけじゃなくカラオケと一緒で考えなくてすむので」

石川さんはしどろもどろになり、うつむいてしまう。自分でも良いことをしているとは思っていないようだ。

「それで借金とかはありますか？」

「いえ、そこまでは」

「奥さんは何か言ってませんか？」

「やめてほしいっていつも言われています。でもうつ病なのだからもう少しわかってほしいです」

石川さんは蚊の鳴くような声で言った。

前回のワークの「病気のことをもう少し理解してほしい」とはこのことか……。それならば家族の気持ちも理解してほしいところだ。鬼塚相談員は心のなかで毒づいた。

「石川さんにとってカラオケやパチンコは気持ちの安定のために必要なことなんですね。何も考えずにいられる時間なんでしょう？」

鬼塚相談員は語気が強くなってしまったことに内心あわてる。

石川さんの肩が一瞬上下する。思いがけない言葉を聞いたような顔をしている。

「カラオケやパチンコはお金がかかるから現実的に良いことかどうかは別にして、それがあるから石川さんはなんとかやれたんですよね」

「まぁ、そうですが……」

石川さんは意外そうな顔をして見つめてくる。きっと注意されると考えていたに違いない。

「ただ、これからもそれを満足いくまで続けるのは経済的に難しいということですかね」

鬼塚相談員はゆっくりとした口調で話した。

「そうですね」

石川さんは他人事のようにうなずく。

「じゃ、カラオケやパチンコに変わるものを探しましょうよ。話は変わりますが、お酒とかは飲みますか？」

「いえ、体質的に受けつけないので。飲めればもっと周りの人とも仲良くなれたんでしょうけど」

治りにくいうつ病のひとつの型にアルコール依存症を併発しているケースがある。とりあえず石川さんにはその心配はなさそうだ。しかし、ギャンブルに関しては要注意だ。

「この質問をすると、パチンコやアルコールをあげる人が多いんですよ。ほかには熱帯魚の飼育、高級な車やスカイダイビングなど、とてもお金のかかることをあげる人が多いんです。でも現実的にそれらを続けるのは難しいですよね」

石川さんは無言でうなずく。

うつを抱える人はどうしても経済的な負担が大きいものや、ほかの人がやらない珍しいことを希望することが多い。ほかの人にはできないこと、知らないことをやることで、無意識のうちに自分の優越感を満たしたいという願望があるのかもしれない。

「仕事を忘れてリフレッシュできるものを探しているので、手軽にできるものがいいんですよ。たとえば、猫と遊ぶとか水泳とか、あとジョギングとか。やりたいときに簡単にできるものがいいですね。少し考えてきてもらってもいいですか？」

「はぁ」

石川さんは自信なさそうに返事をした。

「新しいことではなく、今までやってきたもの、たとえば学生時代のクラブ活動とか趣味を思い出したり、病気になる前にやっていてもう一度始められそうなことなどを参考にしてくださいね。新しいことを始めるのは本当にエネルギーがいるので」

「わかりました」

石川さんはつぶやく。視線は浮遊する物を追うように空に流れた。

「次のときにまた相談しましょう。じゃあ次の項目を見ていきましょうか」

鬼塚相談員はシートに視線を落とした。

■経済的な問題を考える

「生きがい・今後の希望」のワークでは経済的な問題が出てくることが多い。ここで「どれくらいの収入が必要なのか」「経済的にはどれくらい期間働かなくてもやっていけるのか」を明確にする必要がある。それを参考に再就職支援プランを立てることができるからだ。

再就職支援では本人の状態（就労準備性）のほかに経済的な問題が大きな要素になる。本人の状態が不十分でも、経済的な問題で再就職をしなくてはいけなくなるケースも少なくない。石川さんを例に取れば、外出もすることができ、家庭内生活上支障を来たすことはないが、日中活動の場（デイケアなど）が確保できていないので、第4章で説明したリハビリテーションの過程でいうと、家庭内寛解期IIIから家庭外寛解期Iのあたりに位置する。実はこのあたりをうろうろして先に進めない人も多い。

＊

「石川さんは実際、いくらくらいもらいたいですか？」

鬼塚相談員はシートを見ながら話しかけた。

「前ほどの収入とは言いませんが、手取り二〇万くらいは。できれば二五万」

石川さんは遠慮がちに小声で答える。

「いつくらいまでには働けるようになりたいですか？」

「本当に生活がきついので、できればあと半年くらいで」

石川さんはしばらく考えて、さっきより小さい声で話す。

「わかりました。希望通りにいくかはわかりませんが、それを目安にしてやっていきましょう」

■将来の希望を見すえる

ほとんどの人が正規社員もしくは復職を希望している。その場合には第4章の「リハビリテーションの過程」の図を使って、今自分がどのあたりにいて、どのようなことをしていく時期なのか、残りのプロセスはどれくらいなのかを明示することで、不安が軽減することが多い。将来への青写真を描くことで、将来への展望が見えてくるし、目的が明確になってくる。

また、今まで未経験の業種への転職や、新たな資格取得や学校への進学など、現実にそぐわない将来展望が出てくることもある。そのような展望は現実逃避から出てきていることが多いので、話し合いを繰り返し、抱えている不安を明確にして、今できることから実施するように修正していくことが望ましい。

＊

「ここに正規社員と書かれていますが、職種の希望は何かありますか？」

「仕事があれば何でもいいのですが、運送業ぐらいしかできそうにないですね」

石川さんはどこか他人事のように話す。

鬼塚相談員はむっとする気持ちを抑え、話を続ける。

「正規社員希望とのことですが、病気のことは開示を希望しますか？　それとも開示しませんか？」

「〝開示〟ですか？」

石川さんは言われている意味がわからないというような顔をした。

「働き方には大きく二つがあって、病気のことを会社に伝えて働くオープンというものと、伝えないで働くクローズがあります。簡単にそれぞれのメリット・デメリットについて説明しておきますね」

鬼塚相談員はテーブルに一枚の紙を置いた（表９）。

鬼塚相談員はシートに沿って説明をする。

「今すぐではなくて結構ですが、どちらにするか考えておいてくださいね。それとクローズというのはほとんど障害者雇用を意味します。そしてこの二回で行なったワークの内容は、障

表９　オープンとクローズについて

オープン（病気を開示した就労）
職場の人に病気が抱えながら働くことを了解してもらって働く方法である。障害者雇用が主なものになる。
メリット ● 通院・服薬なども気兼ねなく就労時間中に行なうことができる。 ● ジョブコーチ、支援などの各種サービスを利用しての就労ができる（ジョブコーチとは障害者の就労にあたり、できることとできないことを企業に伝えるなど、障害者が円滑に就労できるように、職場内外の支援環境を整える支援者である）。 ● 無理な残業や飲み会を免除してもらうなどの配慮をしてもらうことができる。 ● 短時間勤務や少ない日数など病状に合わせた勤務体制をつくりやすい。
デメリット ● 求人・職種に制限を受けることがある。 ● 仕事が見つかりにくい場合もある。 ● 偏見や差別の目で見られることもある。
クローズ（病気を開示しない就労）
メリット ● 求人・職種に制限を受けることはない。 ● 偏見や差別の目で見られることはない。
デメリット ● 通院・服薬などで気遣いをしなければいけない場合がある。 ● ジョブコーチなどの各種サービスを利用しての就労ができない。 ● 残業や飲み会を免除してもらうなどの配慮は期待できない。 ● 自分の病状に合わせて勤務体制をつくってもらうことはできない。

表10　オープン・クローズでよくある誤解

Q－オープンの場合には仕事が楽でできなくても大丈夫？
A－日数、就労形態への配慮やジョブコーチなど社会サービスを利用することはできるが、仕事が楽で十分にできなくてもいいということではない。 反対の立場になって考えてほしい。たとえば部品加工会社であなたは1時間に20個の部品を作るのに対して、病気を抱えながら働く同僚が同じ給料をもらいながら1日かかって10個しか作れないとしたらどのように感じるだろう。きっと同じ給料をもらっていることに不満を感じるだろう。もしかしたら半分しか作れないのだから給料は半分にしてほしいと思うかもしれない。 要するに働くということは、病気・障害の有無にかかわらず賃金に見合う働きを求められることである。
Q－オープンの場合には低賃金・単純作業しかない？
A－障害者雇用の場合、倉庫作業や部品加工など肉体労働・単純作業の求人が多いのが現状である。また、日数、就労形態、作業内容への配慮してもらったりするので、低賃金になることが多い。 また反対の立場になって考えてほしい。スーパーで働いているあなたは、掃除、品出し、レジ打ち、商品注文などの業務をこなし、週5日のフルタイム勤務をしている。病気を抱えながら働く同僚は掃除と品出しだけで勤務も週3日の半日勤務だとすると、給料はどれくらいになるのか気になるだろう。自分より低賃金になると考えるのが普通ではないだろうか。 しかし、障害者雇用だからといって低賃金・単純作業の求人だけではない。たとえば、PCのプログラミングの高い専門技術をもっていた人がいるとしよう。うつ病なので長時間労働はできず、週30時間の非常勤としてPCソフトのプログラムの作成をする会社に再就職した。それでも平均賃金を上回る収入を得ている。先ほどと同じように、仕事内容・専門性などに応じて賃金は決まってくるのである。 オープンなのかクローズなのかではなく、何ができるのかで給料は変わってくるのである。

表11　障害者雇用

「障害者の雇用の促進等に関する法律」では一定以上の労働者を雇用する事業主に、一定の割合以上の障害者の雇用を義務づける法定雇用率が規定されている。 具体的には一般企業の場合常用されている全従業員の1.8%以上の障害者の雇用を義務づけている。 法定雇用率を満たすために障害者を雇用することを障害者雇用と呼んでいる。 法律上、義務の対象となる障害者は「身体障害者又は知的障害者」となっていて、精神障害者は雇用義務の対象ではないが、「精神障害者保健福祉手帳保持者を雇用している場合は雇用率に算定することができる」とされている。

害者雇用の面接でよく聞かれる質問項目なので、よく見直しておいてくださいね」

鬼塚相談員は紙を石川さんに渡しながら話した。

「障害者雇用は考えていないので」

石川さんは首筋のアトピーをかきながらつぶやく。嫌そうな顔をしながら。

「そうですか。では、今はこんな方法もあるということを知っておいてもらえればいいです」

＊

最初から障害者雇用を希望する人はほとんどいない。一般就労に繰り返しチャレンジして、それでもやはりうまくいかなくなってからでないと考えにくいだろう。

通常の採用面接でも離職期間中のことは聞かれる。そのとき病気のことを話さないわけにはいかない。女性の場合には数年であれば家事手伝いや親の介護などを理由にすることもできるが、男性が長期にわたり離職している場合にはそうはいかない。

心の病の問題は今や社会問題になっており、会社もとても敏感になっている。よほどの専門知識や経験がないとクローズでの採用は難しいだろう。

このように就職先を確保することの難しさが再就職支援を難しくしている要因のひとつである。

＊

「じゃ、今日はこれで終わりにしますが、話してみてどうでしたか？」

「考えたことのないことばかりでしんどかったです。それに次回までに考えないといけないこともあるから」

石川さんはため息にのせて話す。

「そうですね。このようなことを考えるのは大変なことですが、大切なことなので一緒にやっていきましょう。それからほめるワークはとてもよくできていたので、次回は少しバージョンアップして、楽しかったこと、うれしかったことを追加してきてもらいたいのですが、いいですか？」

鬼塚相談員は語尾に強め、新たなワークシートを渡す。

「ええ」

石川さんは少し顔をゆがめる。

＊

一週間後、石川さんは雨が降っていたが時間通りに相談室にやってきた。

「調子はどうですか？　寝られていますか？」

鬼塚相談員は席に着くなり尋ねた。

「ええ、なんとか」

「やってみましたけど……」

顔色も良く、アトピーも落ち着いているようだ。

やってきたワークシート（表12）をテーブルに置きながら、石川さんは自信なさそうに話す。ワークもちゃんとやってきている。そろそろ次の段階に進んでもいいかもしれない。

「よくできているじゃないですか」

「そうですか。これでいいんですか？」

石川さんは自信なさそうにつぶやき頭をかいた。

「やってみてどうでしたか？」

「ええ、些細なことだけど、探してみるとうれしかったことも楽しかったこともあったりす

表12　ほめるワーク②の回答例

9月14日（月）雨時々曇り	
テレビを見て楽しめることに気がついた。以前はテレビを見ても何もわからず画面が流れるだけだったのに、回復してきたことが実感できた。	
ほめること	雨が降っていたが、ハローワークに求人を見に行けたこと
うれしかったこと	特になし
楽しかったこと	プロ野球ニュースを見ていて巨人が今シーズンは調子が良さそうなこと
9月16日（火）曇り	
ワークを埋めることを意識して生活しているような気がする。	
ほめること	散歩の帰りに道を聞かれて優しく案内できたこと
うれしかったこと	来週から始まる実習先に電話をしたら、担当者がとてもやさしかったこと
楽しかったこと	特になし
9月17日（月）　曇り	
以前は子どもが煩わしくてうるさく感じていたのが、一緒に遊んで楽しいと思えるようになった。	
ほめること	雨が降っていたが、頑張ってゴミ捨てに行けたこと 昔使っていたホルンを出してきたこと
うれしかったこと	夕飯に好物の豚汁が出たこと
楽しかったこと	子どもとゲームをして遊んだこと

るんだなと思いました」

「それでいいんです！」

鬼塚相談員は身を乗り出して言った。思わず声が大きくなってしまった。

「うつの状態が続くと悪いことや嫌なことばかりにすごく敏感になってしまうと思うんですよ。そのぶん、うれしいことや楽しいことに気がつきにくくなると思うんですよ。それに自分の良い部分についても鈍感になってしまうんだと思います。うつはそれくらいつらいことなのだと思いますが」

石川さんは静かにとうなずいている。

「だから、意識してうれしいことや楽しかったこと、自分の良いところに気がついてほめることを繰り返していくと、だんだんといろんなことを感じられるようになっていくと思いますよ。たとえば朝、駅の売店で新聞を買ったら売り子のお姉さんに「今日も一日がんばってください」と言われてそれをうれしく感じられるか、それとも何も感じずに電車に乗ってしまうかでは、些細なことですが一日が変わってくるような気がするんですね」

石川さんと一瞬目が合うが、すぐにそらされてしまう。

「どうですか、もう少しワークを続けてみませんか？」

「ええ、まぁ」

「それとこのホルンというのは？」

鬼塚相談員はワークシートを見ながら尋ねた。

「前回の面接が終わってから、高校のときに吹奏楽部でホルンをやっていたのを思い出しました。まだ練習はしていないけど始めてみようかと」

石川さんは目を線のように細めて話す。

「それはいいですよ。ぜひやってみてください」

鬼塚相談員の声が大きくなる。ちゃんと考えてくれていたと思うとうれしくなった。

▼ここまでのまとめ

本章でも物語形式でいくつかのワークを紹介してきた。自分の病気の捉え方、ソーシャルサポートの状況、ほめるワーク、生きがい・今後の希望のワークなどは、「自分を知るワーク」としてまとめることができる。「自分を知るワーク」は、自分の置かれている状況や病気のことを知り、対応方法を検討するものである。そのことが、自分のできていないことを自覚し、現実問題を直視することにつながる場合もある。しかし逆に、不安になったり焦りが強くなることもある。

一方、ほめるワークのように、自分のできていることや良い部分に気がつくワークを併行して行なうことで不安や焦りが軽減することができる。このように「自分を知るワーク」のなかのいくつかを選び、複数のワークを併行して行なうことも、ひとつの方法である。

ただし、ほめるワークは自己中心的な考え方をする傾向の強い人や他罰的な人にはその傾向を助長してしまう場合があるので、注意が必要である。

第6章

うつのリハビリテーションの実際2

埜崎健治

▼なぜ働くのか?

業務内容もハードで残業も多く、離職者や休職者の絶えない職場において、それでも元気に働きつづけている人たちがいる。そのような人たちを見ていると共通点があることに気がつく。それは「なぜ働くのか」ということに対して自分なりの答えをもっていることである。もうひとつは「自分で考えて判断し、行動する、そしてその結果に責任をもつ」という習慣をもっているということである（このことはコラム5「作業と仕事について」を参照してほしい）。

また、職場に戻ること、再就職することだけを考えてリハビリテーションを続けていくと、働けるようになってから働くことの意義が見出せず、日々の仕事に達成感や満足感がもてないことが多くなる。働くことを通じて何を得たいのか、何をしたいのか、どうして働くのかを考えたうえで、働けるようになってからの生き方・将来について考えていくことは再発防止につながる。

これらを踏まえて引き続き石川さんに登場してもらい、働く意味について考えていこう。

*

相談室の壁に備え付けられたカレンダーをめくる。いつの間にか厳しい残暑が過ぎ去り、今日からは一〇月だ。

「こんにちは。最近はどうですか？」

鬼塚相談員はファイルを開きながら尋ねた。

「体調はまぁまぁですが……。なかなか良い仕事が見つからなくて。合同説明会でも二社の面接を受けたけどダメでした」

石川さんは淡々と自分のことではないような口調で話す。

「ちゃんと寝られていますか？」

「途中で起きてしまうこともありますが、薬を飲めば寝られています」

石川さんは黒のカーディガンを脱ぎながらつぶやく。

「そうですか。でも、ちゃんとハローワークに行けているんですよね？」

「ええ、まぁ、そうですが……」

石川さんが口ごもる。

「どんな求人を見ているのですか？」

「運送関係のところ……」

石川さんは自信なさげにうなだれる。何か言いたそうだが、言葉が続かない。

仕事が見つからないことに焦っている様子は見られないが、これ以上求人活動が長引くと、不安が強くなるかもしれない。

「正社員ですか？」

「ええ……」

石川さんは小さくうなずく。

「もし採用が決まったとして、週五日フルタイムで働けそうですか？　運送業は体力的にもきついでしょう？」

「そうですね。決まっても続くかどうか……」

石川さんは天井に視線を流しあいまいな返事をする。

鬼塚相談員は「自分のことだろ。もっとしっかり考えろよ」と言いたくなる衝動に駆られる。

「それに最近、ハローワークにもあまり行けてなくて。良い求人もないから……」

石川さんはうつむき加減に小声で話す。

鬼塚相談員は深呼吸をして気持ちを切り替える。このままの生活を続けていてもうまくいかないだろう。今の石川さんだと、家庭外寛解期に入る段階だろう。

「では、作業訓練をしませんか？　長いこと働くことから離れているので、まず働くのに必要な持久力、集中力を高めませんか？」

「そんなところがあるのですか？」

石川さんは少し驚いたように話す。

「そうですね。リワークプログラムみたいにうつ専門の機関は残念ながらありません。だからほかの病態の人たちと一緒だし作業も単純なものになると思います」

鬼塚相談員はファイルから二つのパンフレットを取り出しながら言った。就労移行事業所「大空」と障害者職業センターである（表1）。

「この二つが主にうつを抱えた人の作業訓練ができるところです。それ以外に就労相談や就職先探し、就労後のサポートもしてくれます」

鬼塚相談員は続けて説明をした。

「ハローワークでも紹介されましたが、障害者雇用対象なんですよね」

石川さんはかすれた声で尋ねる。

「障害者雇用が中心ですが、一般就労の相談も行なっています。訓練を通じて石川さんはど

表１　就労移行事業所と障害者職業センター

就労移行事業所とは一般就労等への移行に向け、事業所内や企業における作業や実習を行ない、適性に合った職場探し、就労後の職場定着のための支援を行なう福祉施設である。 障害者職業センターとは障害者に対して、ハローワーク（公共職業安定所）と協力して、就職に向けての相談、職業能力等の評価、就職前の支援から、就職後の職場適応のための援助まで、個々の障害者の状況に応じた継続的なサービスを提供する公的機関である。

ちらの雇用形態が合うのかアドバイスしてもらえます」

「でも……」

石川さんは首筋のアトピーを触りはじめる。

「石川さん、どれくらいハローワークに通っていますか？」

「とぎれとぎれになるけど二年近く……」

石川さんの声は語尾が聞き取れないくらい小さくなる。

「そうですよね。このままハローワークに通って再就職ができそうですか？」

石川さんは床を見つめたまま動かない。鬼塚相談員は構わず話を続けた。

「もし仮に再就職先が見つかっても、週に五日八時間仕事ができそうですか？」

石川さんは肩をすくめた。何か言いたそうだがちょっと黙って首を振った。

きついことを言っているとわかっているが、でもこれは避けて通れないことである。鬼塚相談員は覚悟を決めて話を続けた。

「このまま同じことを繰り返すのではなく、何か違うことを始めませんか？　それでうまくいくかもしれませんよ。うまくいかなければやめてまた違うことを始めればいいんです」（もしうまくいっていないのであれば（なんでもいいから）違うことをやってみよう！（ルール2））

部屋のなかに重い沈黙がたちこめる。沈黙を破り、鬼塚相談員は再び話を続けた。

「とりあえず、見学をしてきませんか？　それで嫌なら無理に利用しなくてもいいと思います」

鬼塚相談員ははっきりとした口調で話す。

「見学ですか……」

石川さんがぽつりとつぶやく。感情のありかがわからない声だ。

「見て嫌ならやめればいいと思います。納得もいかないのにやっても意味がないので。今すぐ結論を出さなくていいので考えてみてください」

鬼塚相談員は意識して石川さんの背中を押した。しかし、最後の一歩は石川さんに決断してほしい。そうしないとうまくいかなくなったときに「本当はやりたくなかったのに、無理にやらされたからうまくいかなかった」と言って、自分のこととして振り返ることができなくなるからだ。

「わかりました。考えてみます」

石川さんはゆっくりと言うとパンフレットをかばんにしまった。

「そうですか。では来週またお待ちしています」

鬼塚相談員は肩を落として部屋を出ていく石川さんを目で追った。もう来ないかもしれないという一抹の不安がよぎった。

*

次の面接の前日、石川さんからキャンセルの電話が入る。理由は体調がすぐれないからとのことだった。

それから一カ月間、石川さんからの連絡はなかった。このまま中断になってしまうかと思っていたら、昨日になって急に連絡が入る。そして今日、来談することになった。

石川さんは珍しく一〇分遅れで来室した。

「おひさしぶりですね。調子はどうですか？」

「遅くなってすみません」

相談室に入るなり石川さんは頭を下げた。顔を上げると、ほほは少しこけ、目の下にはクマができている。グレーのセーターからのぞく首筋にアトピーの色も目立つ。

「調子が良くなさそうですね」

鬼塚相談員はさらりと言って立ったままの石川さんに椅子を勧める。

石川さんは椅子にかけると、テーブルを見たまま黙りこんでしまう。

外に目をやるとイチョウの葉が音もなく落ちていく。夕暮れまでにはまだ間があるのに、日差しはうすく落ち葉もさみしげだ。

「……就労移行事業所「大空」の見学に行こうと思います」

石川さんは椅子に座ると早口に話す。意を決して話したという感じだ。

「それはすごいですね！」

鬼塚相談員はテーブルに身を乗り出し、話を続けた。

「どうしてそう思ったのですか？」

「鬼塚さんが言ったようにこのままじゃいつまでも就職できそうにないし、体力的にも厳しいから……」

石川さんはうつむいたままぼそぼそと話し、言葉を続ける。眉間にしわをよせ苦しそうだ。

「それに妻にも怒られたし。このままだと離婚するって……」

きっと妻の一言が決め手になったのだろう。家族で相当、話し合ったのだろう。

「わかりました。そうやってうまくいかないときに何か違うことを始めてみるのは良いことだと思いますよ。障害者職業センターの見学はいいのですか？」

鬼塚相談員は、考えられる選択肢を示して、うまくいかないときに新しいことを自分で決めて始めることの大切さをそれとなく強調した。これが簡単そうに見えて本当に難しいことなのだ。

「「大空」は少ないけど工賃も出ると書かれていたから、とりあえず」

石川さんの声はかすかにゆれる。弱々しい声だ。

就労移行事業所では、少額ではあるが工賃が支給されるのだ。もちろんその工賃で生活することはできないが、日々の飲み物代くらいにはなるだろう。

「じゃ、連絡をして見学の予約を入れてくださいね」

鬼塚相談員は事務的に話す。

石川さんは不満そうな顔をした。たぶん連絡をしてもらえると思ったに違いない。

「見学したからといって利用しなくてはいけないということではありません。気に入らなければ断っても構いませんよ。よく検討してください。それから次のワークを始めてもらいたいと思います。次回からは働くことについて振り返っていきたいと思いますが、どうでしょうか？」

石川さんは短い沈黙の後、重い口を開く。

「やったほうがいいですよね」

石川さんは他人事のように話す。

「一緒に考えていきましょう」

鬼塚相談員は石川さんの主体性のないところにムッとする感情を抑えて話す。

「わかりました」

石川さんは相変わらずうつむき加減にぼそぼそと返事をした。

＊

一週間が過ぎ、石川さんが来談した。

「見学はどうでしたか？」

鬼塚相談員は石川さんの様子をうかがいながら尋ねた。

石川さんは深緑の綿セーターに綿パンツを着て秋らしいさっぱりした感じだ。表情も悪くない。

「良くも悪くもなかったです。作業は単純で何とかできそうです。ただ、統合失調症の人が多くてうまくやれるか自信がないので、どうしようかと。障害者職業センターも同じような感じですよね？」

再就職希望者にはパソコンを使った事務作業を希望する人が多い。しかし、就労移行事業所では部品加工などの単純作業が多く、希望に沿えないことが少なくない。

「どちらも統合失調症の利用者が多いと思います。見学されますか？」

「あっ、見学しなくていいです」

石川さんは右手をひらひらと振りながら話を続ける。

「ほかにはないですよね？」

「僕の知る限りではないです」

鬼塚相談員ははっきりした口調で答える。

うつを抱える人の再就職支援の場合、作業訓練を行なうことができる専門機関が少なく、統合失調症など他の精神疾患の利用者とともに訓練をすることになる。そのため、自分が精神疾患をもっていることを再認識して不安定になったり、利用自体を拒否することは多い。

「そうですよね……」

石川さんは肩を落とした。

「でも、今回の目的は何かをして楽しんだり、ほかの利用者と仲良くなることではないですよね？」

石川さんは小さくうなずく。

「なぜ作業訓練を行なうのだと思いますか？」

「働くための持久力、集中力、作業スピードを向上と職業マナーの確認をすること」

石川さんはすらすらと答える。きっと事業所の面接で確認をしたのだろう。

作業訓練を行なう場合にはその目的をはっきりさせ、作業の評価を定期的にしておくことが大切である。漫然と作業訓練を行なってもあまり効果は上がらない。作業目的やその評価を実施しない事業所は望ましくない。そして作業訓練後の就労へのサポート体制があるところが望ましい。その意味では「大空」はきちんと目的・評価を明確にできる機関である。それに施設外実習先となる会社とも多く契約している。就労へのサポートもしっかりしている。

「職業マナーって「ほん・れん・そう（報告・連絡・相談）」のことですよね。あとは最低限の挨拶ですよね。だから周りの利用者とはわからないところを聞いたり、挨拶ができればいいんじゃないですかね」

「「大空」の人にも同じようなことを言われました」

「そうだと思いますよ。再就職を目指す人の多くが「大空」で訓練するし、石川さんと同じようなことで悩まれますから」

悩んでいるのは一人だけではない、同じようなことで悩んでいる人も多いと伝えることは、不安軽減につながることが多い。

「そうですか。もう少し考えてみます」

石川さんは台本を読むようにすらすらと話す。

なぜか石川さんから「働きたい」という気持ちが伝わってこない。やはり「働く意味」を確認しておいたほうが良さそうだ。

「あとは近い将来、働くことになると思うので、その前に働くことについてもう少し整理しておいたほうがいいと思うのですか、どうですか？」

「働くことについての整理ですか？」

一瞬、石川さんは面倒くさそうな顔をする。しかし、鬼塚相談員は構わず話を続けた。

「どうして働きたいのかということは考えておいたほうがいいと思います。働くことだけを目標にしていくと、働けるようになったときに目標がなくなってしまい、気持ちが折れてしまう場合があるんですよ」

石川さんの背筋が一瞬伸びる。もしかしたら思いあたることがあるのかもしれない。

鬼塚相談員は構わず話を続けた。

「働くことは「矛盾」と「理不尽」のなかに身を置くようなものだから、働きつづけていくうちに自分を見失ってしまうことが多いんです。そのときに自分を取り戻すために「なぜ働くのか？」という自分なりの答えが必要だと思います。それ以外にも自分が離職したときのことなどを事前に振り返っておくことは、同じことを繰り返さないためにも必要だと思います」

鬼塚相談員は語尾に力を込める。

「離職したときのことですか……」

一瞬、嫌そうな顔をして、石川さんは天井のほうに視線を移す。

「考えるのはしんどいですか？」

「ええ、でも必要なのは……」

石川さんは視線を天井からテーブルに視線を移す。先の言葉が出てこない。

「だから一人ではなく、一緒に考えたいと思っています。どうでしょうか？」

「もうすぐ働くんですよね」

石川さんは他人事のようにつぶやいた。

「そうですよ。石川さんが働くんですよ」

口調を強めにしてはっきりと言った。

鬼塚相談員の口調の強さにびっくりしたのか、石川さんはあわてて頭を下げる。

▼「働く意味のワーク」に取り組む

それから数日後、石川さんは「働く意味のワーク」をホームワークとして行なうことになっており、それを携えて来談してきた。石川さんが取り組んだワークは表2の通りである。

＊

「今日はこれで終わりですが、どうですか？」

「いろんなことがわかりましたよ」

表2　働く意味のワーク①

質問――自分が一緒に働きたいと思う人はどんな人ですか？
質問の意図――筆者が就職活動をしていたときにある会社の人事担当者から「入社してほしい人というのは自分が一緒に働きたいと思う人」と言われたことが今でも鮮明に残っている。それは会社規模、業種に関係なく、どこでも共通することではないだろうか。要するに自分が一緒に働きたいと思うような人を目標に仕事をすれば、職場にうまく適応することができるということである。
回答――周りへの気配りができて、忙しくてもきつくても笑顔を絶やさない人／いつも見守ってくれていて、何かあればサポートしてくれる人
質問――どうして今の仕事（やめてしまった人はやめた仕事）に就こうと思いましたか？
質問の意図――たとえば看護師になった人であれば「誰かの役に立ちたい、病気の人のお世話をしたい」という答えが多い。ほかには「会社訪問で出会った先輩社員のようになりたい」といった目的をもって今の仕事を選んだ場合が多い。しかし、働いていくうちにその目的を忘れてしまっていることもある。そのため、なぜ今の仕事に就こうと思ったかを振り返ることで、仕事の目的に気がつくことがある。
回答――たまたま高校に来た求人中で家から近いからなんとなく面接を受けたら受かったので、そのまま働いていた。会社から「ドライバーになったほうが給料が上がる」と言われて途中からドライバーになった。特にドライバーになりたくてなったわけではないことが思い出されて、無理に配送の仕事にこだわらなくてもいいと思うようになった。
質問――自分が仕事のなかで楽しかった（働きやすかった）ことやうれしかったことはありますか？
質問の意図――働くなかでつらいことも嫌なことも多いだろうが、少なからず楽しかったことやうれしかったこともあるに違いない。それを振り返ることで働く楽しさや達成感に気がつくことがある。たとえば、配送の仕事でお客さんから荷物を渡したときに「ありがとう」と言われてことがうれしかったなどである。教員であれば教え子の結婚式に呼ばれたなどがある。
回答――車の運転が好きなわけではないが、一人になれる時間が好きだった。特に仕事を終えて営業所に戻るときにプロ野球のナイター中継をラジオで聞くのが楽しかった。昼休みや仕事が早く終わったときに公園のベンチに座ってボーッとしているのが楽しかった。基本的には一人で何も考えないでのんびりするのが好きなのだと思う。
質問――自分が理想とする人はいますか？　またほめてもらいたい人、認めてもらいたい人はいますか？
質問の意図――働くことはある意味、理不尽と矛盾のなかに身を置くことである。そんななかでいろいろな判断や行動の選択を求められてくる。自分の判断や行動が正しかったのかと悩むことがある。そのようなときに自分が目標とする人や認めてもらいたい人ならこのようなときのどのような判断をするのか？　その人が今の自分を見てほめてくれるのか？　見られて恥ずかしい行動を取っていないか？　と自分の判断や行動を振り返りや見直しをすることができる。
回答―― 1回目の休職をしたときの営業所長には本当に面倒を見てもらった。その営業所長にほめてもらいたいし認めてもらいたい。

石川さんはふーっと長く息を吐き出し肩の力を抜いた。

「具体的にはどのようなことがわかりましたか？」

「自分が一緒に働きたいと思うような人になるようにすればいいとか……。なかなかそうはなれないでしょうけど」

石川さんはほほを緩め、作り笑いを浮かべる。

「そうですね。簡単ではないですよね。まぁ、目安にしてもらえればそれでいいと思います。ほかには何かありますか？」

「そうですね。以前と同じような仕事に固執していたけど、別にドライバーにこだわる必要もないことがわかったし、人と一緒にいるのが苦手で、一人で自分のペースで働きたいことがわかりました」

言葉と裏腹に石川さんの視線は宙をさまよい、小さくため息をついた。

「何か気になることとか心配なことはありますか？」

「大丈夫です」

「では次回のワークですが、今回のワークより少しきついかもしれないので無理しないでください」

鬼塚相談員はそっとテーブルの上にワークシートを置いた。

＊

石川さんは二週間後、「大空」で作業訓練を始めた。週四日（月・火・木・金）の九時から一二時である。作業内容はお菓子の箱折りだ。水曜日はハローワークで求人探しをしている。

一カ月ぶりの面接となった。石川さんが作業訓練を始めたために間隔が開いたのだ。

「作業訓練が始まって二週間が過ぎましたが、どうですか？」

鬼塚相談員は石川さんを見ながら尋ねた。少し疲れた顔をしている。アトピーはひどくなっていないが、顎にはそり残したひげが見える。

「疲れます」

石川さんはけだるそうに答え、話を続ける。

「ハローワークには最近は行けてないです。通うだけで疲れてしまって。こんなに体力が落ちていたかと思うと情けないですね」

石川さんはどことなくさびしそうに微笑んだ。

再就職希望者は休職・復職・再発を繰り返し離職していることが多い。そのため、休職者よりうつが遷延化している。離職期間も長いために就労準備性が低下して、回復に時間がかかる。時には以前のような作業能力までの回復が望めないこともある。これも再就職支援を難しくする要因のひとつである。

「まだ始めたばかりだから。みんな最初はそうですよ。とりあえず三カ月続けてみましょう」

鬼塚相談員はさらっと話す。

就労支援を考える場合には個人差はあるが基本的に三カ月サイクルで考えるといい。利用者も三カ月くらいならがんばろうと思えるし、三カ月継続するなかで事態が変わってくることが多いのだ。

「ワークはできましたか?」

「考えたけど難しくて」

石川さんはかばんからシートを取り出しながら言った（表3）。

「働く意味のワーク」は二枚目のほうが難しい。難しいというより自分の嫌な部分を見なくてはならないことが多いからだ。

■仕事をするなかでつらかったことや苦しかったこと

「まず、最初に仕事してつらかったことや苦しかったことはありましたか?」

石川さんは椅子の背もたれに身を預け、大きく息を吐き出した。

「そうですね。つらいことばかりだったたな。そのなかでも不景気のせいか、人が減らされて、

表3　働く意味のワーク②

質問――仕事をするなかでつらかったことや苦しかったことはありますか？
質問の意図――仕事をするなかでつらかったことや苦しかったことを振り返り、今後も同じような状況に陥らないように予防策を考えたり、対応策を考えておく。 たとえば、営業職でノルマに追われ、ノルマを達成できないことがつらくてそれが発病の要因になっている場合には、ノルマのない職種を選択していくなどである。 ほかには上司や同僚との折り合いが悪く、そのことが原因で体調を崩している場合には、配置転換や職場の人とうまく付き合う練習を行なうなどである。
回答――仕事のノルマが厳しくなり、上司に怒られることが多くなった。
質問――なぜ休職・退職してしまったのですか？
質問の意図――休職・退職理由を振り返ることは精神的に負担を強いることになるので、時間をかけて慎重に行なうことが大切である。 しかし、再就職・復職する前に振り返っておくことが必要である。なぜならまた同じような状況になり、休職や辞職へ追い込まれないようにするためである。何が問題であり、今後どのように対応したり、改善をしておくのかを検討をしておくことが重要になる。他者や環境の問題にするのではなく、自分自身の問題として考えることが大切である。
回答――夜に寝られなくなって、朝起きられなくなった。体が重くなり遅刻することや休むことが増えた。最後には体が動かなくなり、会社に行けなくなった。
質問――なぜ働こうと思うのですか？
質問の意図――働くことを通じて何を得たいのか、何をしたいのか、どうして働くのかを考えたうえで、働けるようになってからの生き方・将来について考える。それは、働くことだけを目標にすると、就労後、働くことの意義が見出せず、日々の仕事に達成感や満足感がもてないことが多いからである。
回答――生活するため。お金がないと何もできないから。

運ぶ荷物の量が倍に増えたことかな。運んでも運んでも荷物が減らなくて」

石川さんの口から仕事の不満が出てくる。本当につらそうに眉間にしわがよる。

「それはしんどかったですね」

「それで帰りが遅いと上司に遅いなんて怒鳴られてね。「なんで俺だけがこんな思いしなくてはいけないんだ」なんて考えてふてくされていたな」

石川さんはため息にのせてつぶやいた。

「今、同じように状況になったらどうですかね？」

石川さんは目を閉じて肩に力が入る。

「そうですね。仕事があるだけましですよね。そう思わないといけないんですよね」

石川さんは同意を求めてくる。

「仕事があるだけまだいいと思えるのですか？」

「ええ、今思えば、ですけど。それにあの頃はみんな帰りが遅くてピリピリしていたから。俺だけじゃなかったんですよね」

石川さんは一言一言をかみしめるように話す。しかし、途中で言葉がとまる。

「どうしてそのように思えるようになったのですか？」

「これだけ仕事が見つからないとね」

石川さんはため息を漏らす。

「それに……」

石川さんは言いかけて途中でやめて、かぶりをふった。そして黙りこんでしまった。

■なぜ休職・退職してしまったのか

「退職したときの状況を教えてもらってもいいですか？」

石川さんは目をつぶってじっと動かない。顔がこわばっていくのがわかる。

まだ、振り返るのには早かったのだろうか。振り返りのタイミングはいつも迷うところだ。しかし、服薬を続けて休養を取るだけではうまくいかない。本当の回復のためには、きちんと振り返りをして今までと違う自分にならなくてはいけない。

どれくらい時間がたっただろうか。「次回にしましょうか」と言おうとした瞬間、石川さんが目を開き、低くかすれた声で話しはじめる。

「自分も悪いのかもしれないけど……会社の上司の締め付けが厳しくなって。それに耐えられなくなって、だんだんと寝られなくなってしまった。それで、うつになって休職を繰り返して、最後には辞めさせられた……」

「最初の休職のときのことをもう少し詳しく教えてもらえますか？」

石川さんは三回の休職を経て退職している。

「ちょうど、課長が変わって、配達日報の管理が厳しくなって、昼に営業所に戻らない場合には昼に電話報告が義務付けられたんです。みんな不満を言っていたけど。残業についてもうるさく確認されるようになって、それがとても窮屈だった。営業所自体がギクシャクして、寝られないことが増え、休みたいことも増えて、そんなときに些細な配送のミスを怒られて次の日から起きられなくなって、休職になってしまったんだ」

石川さんの言葉はきつくなり、吐き捨てるように言い放つ。

「もう何もやる気がしなくて。きつかったなぁ……」

石川さんは独り言のようにつぶやく。

「そうですか。その後はどのような感じですか?」

石川さんは肩で上下させて大きくため息をつき、ゆっくりと話しはじめた。

「その後、本当はすぐに辞めたかったけど、所長さんが見舞いにきてくれたり親身になってくれたし、家族のことがあるから辞めるわけにもいかなかったから。三カ月休んで営業所に戻ったよ。ドライバーから内勤に変わったけど、つらい状態は変わらないから、また遅刻や休みが増えて、二カ月くらいでまた休職になったかな」

「最後の休職のときはどのような感じですか?」

「今度は違う営業所に行かされて、上司も変わったよ。おかげで仕事は減ったけど、周りは「使えない奴」「ダメな奴」って見ていて、なんか居場所がなくて……」

石川さんの話はとぎれ、またうつむいてしまった。

「そうですか。それはつらかったですね」

「それにそのときの営業所は遠くて、通勤に二時間近くかかったよ。ひどい会社だろ？」

たしかに通勤はきつかったかもしれない。しかし、営業所を変えてくれたのは会社の配慮だろう。それには気が付けなかったのだろうか。

「結局、休職期間がなくなって強制的に退職になったよ」

最後はどうでもいいといった言い方になる。

「そのとき、どんな感じでしたか？」

「しんどくて何も考えられなかったな」

石川さんは大きく首を左右に振る。

「そうですよね。その後はどうでしたか？」

「肩の荷が降りたというか、ほっとした感じでしばらくはゆっくり休めたんだけど。だんだん生活費のこととか考えないといけなくなってきて、きつくなってきたのかな」

石川さんは話し終わると大きく息を吐き出し、首筋を触りはじめる。

「どうして現実的なことを考えるようになったのですか？」

「そりゃあ、最初は退職金を切り崩していたけど、妻がパートからフルタイムの仕事に変わったし、子どもの習い事をやめさせなくてはいけなくなってさ」

石川さんは眉間にしわをよせ、つらそうに話す。首筋のアトピーをかきはじめる。

「だんだんと家にも居場所がなくなってきてさ。家でゆっくり休むこともできなくなって、このままではいけないのかと思うようになって」

かいた首筋から白い皮膚が舞う。

「そうですか。きついことを聞くようですが、どうして仕事を辞めないといけなくなったと思っていますか?」

思っていたよりさらりと尋ねることができた。

「うつ病になったから」

石川さんは即答する。なんでそんなわかりきったことを聞くんだとでも言いたそうだ。

「じゃ、どうしてうつ病になったと考えていますか?」

鬼塚相談員は心のなかでゆっくりと一〇を数えてから尋ねた。

緊張する場面では無意識のうちに早く話を終わらせたくなり、早口になってしまうからだ。そして、一〇を数えるうちに感情に飲み込まれそうになる自分を取り戻すことができる。

「仕事が忙しくなって、どんどん管理がきつくなったから。それでうつになって、その後は治りきっていないのに無理をして働いたから、どんどん悪くなって」

しばらく沈黙が続いた後、石川さんはやっと聞き取れるくらいの小さい声で話す。

石川さんは自分の問題というより周りに問題があったと言いたいのだろうか。そう考えながら鬼塚相談員は質問を続けた。

「でも、ほかの人は働きつづけているんですよね?」

鬼塚相談員は感情を込めずに話す。

石川さんは「それはそうだけど」と一言つぶやくと、下を向いて押しだまってしまう。

「石川さん、きついことを聞いてすみません。そんなつらい状況のなか、なぜ働こうと思うのですか?」

「そりゃ、生活のためですよ。家族を養っていかないといけないし、子どもに塾のひとつも行かせてやらないといけないでしょう」

石川さんが顔を上げ、語気を強める。

「生活のためですか?」

「そうだよ。金のためだよ。それ以外に何かあるのかい?」

石川さんは食ってかかる。今までこのようなことはなかった。今、石川さんにとって大切な部分に触れているかもしれない。

「ほとんどの人はお金のために働いていると思いますよ。僕もそうだし。そのお金で何をしたいのですか?」

鬼塚相談員は一呼吸置いて、ゆっくりした口調で尋ねた。

「家族を養っていかないといけないし、上の子どもが塾に行きたがっているし、下の子どもはスイミングスクールに行きたがっているから。がんばって働かないとダメでしょ」

石川さんは足を組み、いらだたしげにため息を漏らす。

「じゃ、家族のために働くってことですかね？」

「仕方ないじゃないか。嫁さんも働けってうるさいしさ！」

石川さんが語気を荒げる。

「家族が負担になったりしますか？」

「もちろん、良くしてもらっているし、感謝もしているけど、「一人だったら楽なのに」と思うことはあるよ」

「そうですよね。僕もそう思うことがあります。結構、そう思う人っていますよね。ここに来る人にもたくさんいます」

鬼塚相談員はかすかにほほを緩め前髪をかきあげた。

うしろめたいと思っているような考えに関しては受け止めて、そのような感情は特別なものではなく、多くの人が感じるものであることを伝えることは大切である。

「家族のために働くというのを「家族の笑顔を見たい自分のため」とか「子どもに習い事をさせてやれないみじめな父親になりたくないから」というふうに、主語を自分に置き換えて考え直しませんか？」

鬼塚相談員は一言一言を丁寧に話す。

石川さんはしばらく首筋をかいた末、口を開いた。

「みじめな父親になりたくないかぁ」とうめくようにつぶやくと言葉を続けた。

「そういう考え方もあるのかな」

「そう考えたほうが楽になりませんか？　誰かのためでなく、自分のためだと思ったほうが良くないですか？　もちろん、家族のためだと思ったほうががんばれる人もいるけど、そうでない人もいる。だから自分のためだと考えてみませんか？」**（もしうまくいっていないのであれば（なんでもいいから）違うことをやってみよう！（ルール2））**

「そうかもしれませんね。そのほうが楽になれるかもしれない」

石川さんは足を組み直し、背もたれに寄りかかった。

「そうですよ。石川さんと同じような人は結構いて、自分のためと考えるようにして気が楽になった人もいます」

「なるべくそう考えてみます」

急に言葉遣いが丁寧に戻る。

「じゃ今日はこの辺で終わりにしますが、話してみてどうでしたか？」

「やっぱりきつかったですよ。でも自分のためだと考えると楽になりそうな気がします」

石川さんは視線をそらして目を合わせようとしない。ほほもこわばった感じだ。まだまだ考えがまとまらない感じなのだろう。

「きつかったと思います。でも自分の嫌な部分を勇気を出して話してくれたと思います。ありがとうございます。ただ、もう少しこの話をしたほうがいいと思いますが、どうですか？」

「やったほうがいいんですね」

また他人事のような口調になる。

「ええ。それから今日はいろいろ話したので、帰ってからしんどくなったり落ち着かなくなるかもしれません。そんなときは遠慮なく電話をください。次回は少し間隔が短くて大変だと思いますが、一週間後に予約を入れますね」

内面を深めるような面接をしたときは次回の面接までの間隔を短くするとか、その間のサポート体制を提示することが望ましい。

鬼塚相談員は石川さんが面接室を出るのを見送った。

＊

石川さんはその後、体調に波がありながらも、「大空」での作業訓練を続けていた。最近では週四日（月・火・木・金）九時から四時と時間が延び、作業内容も箱折りだけでなく、箱の検品作業、伝票処理など増えている。

来週からは倉庫会社での職場実習を行なうことになっている。最近では一月一回様子確認の面接が中心になってきた。
そろそろ再就職が現実のこととして見えてきた。あと少しで職場適応期に入るだろう。

▼ここまでのまとめ

「働く意味のワーク」は、嫌なことやつらかったことを思い出すことになる。また、自分の嫌な部分やずるい部分と直面する作業でもある。そのため、精神的に不安定になったり落ち着かなくなることがある。

しかし、これらの振り返りは、働いていくために必要なことである。そして一度行なえばいいことではなく、何度も繰り返し振り返るなかで新しい見方や考え方、今まで気がつかなかった新しい自分に出会うことができるのである。

第7章

うつのリハビリテーションの実際3――

埜崎健治

▼うつ病と疾病利得

最終章では「心の骨折」と言われる人たちの大半が抱えている疾病利得について考える。疾病利得とは、病気になることで本人が何らかの恩恵を受けることをいう。うつ病の場合にはこの疾病利得によって回復が遅れることがある。たとえば、「うつ病になったおかげで仕事を休んで家でゴロゴロしていても誰からもとがめられない」「うつ病になったおかげで妻が優しくなった」などである。

この疾病利得に本人が気づいていて、半ば仮病のようにして症状を訴えつづける場合もあるが、気がつかず無意識のうちに訴えつづける人も多い。

また、筆者も朝どうしても仕事に行きたくないときなど、「このままうつ病になってしまったら仕事に行かないで寝ていられるのに」と不謹慎なことを考えることもある。子どもでも親の関心を引きたくて「頭が痛い」「おなかが痛い」と訴えてくることがある。そう考えると疾病利得は特別なことではないだろう。

しかし、疾病利得を意識している、していないにかかわらず、うつ病を抱える人は「このままではまずい」「いつまでもこのままではいられない」という漠然とした将来への不安を抱えている。

疾病利得を抱えている場合にはまず、病気で得られたもの、そして失ったものに気がつくことが必要である。要するに疾病利得のメカニズムを理解することから始める。そのうえで病気で得られたものより失うもののほうが大きいことに気がつけるようにする。特に長期化すればするほど失うものは大きい。そのほかに、病気で得られたものを他の方法で得ることはできないかどうか検討することも大切である。

またこれに関連して、障害者雇用の現状についても触れる。障害者雇用は障害受容の問題を伴うことが多く、個別性の高いことであり、誰にでもあてはまる普遍的で明確な方針は打ち出せていないのが現状である。

具体的な内容については、石川さんの物語を見てみよう。

＊

相談室の入口には小さなクリスマスツリーが置かれ、壁にはリースが飾られ、季節はクリスマスモードに突入している。

石川さんは時間通り来室した。無精ひげが伸び、髪の毛もぼさぼさである。瞼がはれ、眠そうな顔をしている。鬼塚相談員が早速話しかける。

「どうですか。なんかしんどそうですけど……」

「最近調子が悪くて昨日は休んでしまいました。来週から実習なのに行けるのかな」

石川さんはぼそぼそと聞きとりにくい声で言う。

「本当にきつそうですね」

「体がだるくて何もやる気がしない。寝付きも悪いし寝た気がしない。主治医の先生のところに行って薬も調整してもらっているけど一向に良くならない」

症状でいえば黄色信号だろうか。本来なら休ませたほうがいいのかもしれない。しかし、相談に来られているし、ここで休むと同じことの繰り返しになりそうだ。石川さんから「休む」という言葉が出るまでこのままで行こう。

「それでも今日、休まずに来てくれたのですね。ありがとうございます」

鬼塚相談員は小さく頭を下げる。

石川さんは思わぬ対応に少し戸惑っているようだ。

「本当は来たくなかったけど、妻が行ったほうがいいってうるさいから」

石川さんは力のない声で言う。

「それでも、来てもらえてうれしいですよ」

「来週から仕事が始まるけどそれが不安というか、嫌で……」

石川さんは思いきって言う。がんばって話した、というのがわかる口調だった。

「働くのは嫌ですか？」

「また、あのあくせくした生活に戻ることが怖いというかなんというか……」

石川さんはうまく言葉にならないもどかしさを感じているのか、苦しそうにうなだれる。

「自分のためと思うようにしたけど、やっぱり嫌なんだ。働きたくなくて……」

石川さんは椅子の背もたれに身を預け大きく息を吐きだした。

「そうですよね。働くことが楽しいと思えるのはほんの一部の人だけです。みんな嫌だけど働いていると思いますよ」

相談室は静まり返り、廊下を歩く足音だけが響く。

「俺は……わかっている。仕事が嫌で仕方なくて病気に逃げ込んだんです。病気になれば仕事しなくていいからさ」

石川さんは自責的に言い、言葉を続ける。

「だから仕事も俺だけが続けられなくなった。ほかの人はみんな働きつづけているのにさ」

石川さんはうなだれ両手で顔を覆った。

「わかりますよ」

石川さんはその言葉に反応してか、驚いたような顔を見つめてくる。

簡単にわかるなんて言ってはいけないのかもしれない。しかし……

「僕も朝仕事に行きたくなくて、何度も「風邪を引いた」と言って仕事をサボろうとします。それに何度病気になりたいと思ったかわかりませんよ。不謹慎な話ですけどね」

「鬼塚さんでもそんなことを考えるんだ」

石川さんは驚いたように尋ねてくる。

「そうですよ。よく布団のなかで「行きたくない」ってぐずっています」

鬼塚相談員はほほを緩めて軽い口調で話す。

「僕はそんなに強くないし、偉くもないですよ。それでもなぜ仕事を続けていられるかわかりますか？」

一呼吸置いて今度はゆっくりと問いかけた。

石川さんはしばらく考えてから首を大きく横に振った。

「臆病だからです。だからあれこれ仕事を休んだあとのことを考えてしまうんですよ。病気になってしまうことで得られるものと失うものをいつも天秤にかけて、失うもののほうが大きいと思っているからですかね」

「失うもののほうが大きいから？」

石川さんは大きく息を吐きだす。言われたことが理解できないというような顔をしている。

「ええ、石川さんも病気になって得たものと失ったものについて整理してみませんか？」

そっと石川さんに言葉を投げかけた。

「そうですね。このままじゃいけないのはわかっているから」

石川さんはほほを緩め、かすかに笑みを浮かべた。

「僕も石川さんの本当の気持ちが聞けたような気がしてうれしいですよ。だから僕もつい自分のかっこ悪いところを見せてしまいました」

鬼塚相談員はばつが悪そうに頭をかく。

「じゃ、次回までに考えてみてください。ただ、来週から仕事が始まるので無理しないでくださいね」

「はい」

石川さんは返事をするが、ほとんど声にはならなかった。

「じゃ、今回は来週に予約を入れておきます」

石川さんのうつを長引かせているひとつの要因に疾病利得があるのだろう。それに気がつき、改善していくには時間がかかるかもしれない。しかし、避けて通ることができないことである。

＊

一週間後、石川さんが来室した。身なりは整っている。前回よりは落ち着いた感じだ。体からはシップの匂いがする。

「おはようございます。その後どうですか？」

「おはようございます。おかげで休まず仕事には行ってます」

石川さんは頭をかきながら言った。

「でも、体中が痛くてね。ここに来る前にマッサージに行ってきましたよ」

石川さんは腰のあたりを軽くさすりながら話す。

前回より調子が良さそうだ。

「良かったです。実習にも行けているなら」

「まだ一週間だし、どうなるかわからないけど」

石川さんは自信なさげに言うと、ワークシートをテーブルに置きながら言葉を続けた（表1・2・3）。

「これ、やってみました。今回は妻にも相談して考えてみました」

「そうなんですか」

表1　病気になって失ったものはありますか？

回答の例——失ったものとして大きいのは職場や家族・職場の信頼・信用や自分の自信という場合が多い。反対に会社や家族への信頼をあげる場合もある。そのほかに多いものとしては、動けなくなって無駄にした時間やお金や体力などが多い。
回答 ● 周りの人や家族の信頼を失ったこと。 ● 自分の自信を失ったこと。 ● お金がなくなったこと（貯金を切り崩して生活している）。 ● 体力。

表2　病気になって得たものはありますか？

回答の例——得たものとしては家族や上司・同僚の優しさといったものが多い。そのほかに多いのは、ゆっくりと自分を振り返る時間などがある。
回答 ● 家族から心配してもらえたこと。 ● ゆっくりと仕事を休むことができたこと。

表3　病気になって気がついたことや変わったことはありますか？

回答の例——気がついたこととしては家族や自分の時間の大切さが多い。そのほかにはうつ病についての知識やうつの人に優しくなれたことなどがある。
回答 ● 家族の優しさと大切さに気づいたこと。 ● 病気になる苦しさを知ったこと。

鬼塚相談員は少し驚いた。たぶん来るのがやっとでワークまでは無理だと考えていたのだ。

「妻が一緒に来たがったんだけど、主治医の先生のこないだの診察に仕事を休んでついてきて、これ以上はさすがに休めないから」

石川さんの声は努めて平静を装っているが、鬼塚相談員を見る目には疲労の色がありありと浮かんでいた。

「いい奥さんですね。じゃ二人の合作を見せてください」

軽い口調で返すが、石川さんの顔に力が入り、真剣な面持ちになる。

「やってみてどうでしたか？」

「本当に周りに迷惑をかけていたんだと、特に家族につらい思いをさせているなと気がつきましたよ、本当に。それにどんどん自分だけが取り残される孤独感というか脱落していく不安があって……」

石川さんはうめくように言った。顔が悲しそうにゆがんでいる。

「ほかに何かありますか？」

「やはりお金ですかね。働けなくなって、何よりお金がないことが苦しかった。よく元気だったらもっと稼げたんだよなと思います」

「お金ですか。ほかには何かありますか？」

「体力。家にいることが多いから、どうしてもどんどん動かなくなって」

「ほかには？」

石川さんは目を閉じてじっと考える。廊下からクリスマスソングが流れてくる。

「これくらいですが、本当に多くを失いましたよ。クリスマスでみんなが楽しそうにしているのを見ていると、余計苦しくなる。なんで俺だけがって……」

石川さんはため息交じりにつぶやく。

「そうですか。たくさんのものを失った感じですか？」

「ええ、こんなに多いと思っていなかったし、何より家族がこんなに苦しんでいると思わなかった」

額を手で押さえ苦しそうに唸り、うつむいてしまう。

きっと夫婦でいろいろと話し合ったにちがいない。やはり家族の力は大きい。

「反対に得たものはありましたか？」

「仕事のプレッシャーから解放されたことかな。そのうち、だんだんとそれも一人脱落した感じがしてきつくなってしまったけど」

石川さんの声が震える。

「ほかにはないですか？」

「同じようなことだけど、ゆっくりできる時間かな。それぐらいです」

石川さんは顔を上げる。うるんだ眼で見つめてくる。そして話を続ける。

「要は逃げているってことですよね。妻にも言われたけど、嫌なことから逃げているだけですよね」

「そうだと思います」

鬼塚相談員は、はっきりした口調で答える。

石川さんの肩がビクッと上下する。否定してほしかったのだろうか。

鬼塚相談員はゆっくりと話を続ける。

「でも、逃げたくなる気持ちは誰でもあるんじゃないですか。ただ、いつまでも逃げていても逃げきれないし、時間が経てば経つほど向きあうのがつらくなると思います」

石川さんは心細そうにうなずいた。

「なぜ、病気になるほうが失うものが多いって気がついたのですか？　俺ももっと早くに気がついていれば……」

石川さんから思わぬ質問が飛び出す。

「石川さんもそうだけど、同じようなことに苦しみ、後悔している人たちに会って話すことが多いんですよ、僕の仕事は。『逃げだすよりここで踏ん張っていたほうが得だよ。もし一度逃げても最後までは逃げきれないし、長くなればなるほどきつくなることもある』って教えてもらえるんですよ」

石川さんは無言でうなずく。うなずくというよりうなだれるのほうが正しいかもしれない。

「でもね、苦しい状況から脱出していく人たちにも出会えて、そこから勇気やエネルギーをもらえるんですよ。要はみんなに教えてもらい、育ててもらって支えてもらっているんでしょうね。だから続けられているんじゃないかな。もちろん石川さんにも」

「そんなことないですよ」

石川さんは右手を左右に振って照れ笑いを浮かべる。

「いや、石川さんはきっと仕事に戻っていけると思いますよ、本当に」

「本当に」という言葉に力が入る。石川さんが自分の問題と向きあい、考えることができれば、前に進むことができるだろう。

▼障害者雇用の形態

その後、石川さんは三カ月の職場実習を無事終了した。その内容は表4の通りである。倉庫会社からの評価は高く、障害者雇用の枠で採用の話が出た。その内容は週三〇時間勤務のアルバイトで時給八〇〇円。交通費全額支給である。月一〇万円弱の収入になる。半年の勤務状況によっては正職員や非常勤の道もあるとのことである。

「大空」の工賃が月平均二〜三万円だったから大幅な収入増になる。しかし石川さんはその話を

表４　職場実習の内容

期間	日数	時間	内容
1月目	週4日（月・火・木・金）	9:00 〜 3:00	仕分け作業・清掃等
2月目	週5日（月〜金）	9:00 〜 3:00	仕分け作業・清掃・伝票整理
3月目	週5日（月〜金）	9:00 〜 5:00	仕分け作業・清掃・伝票整理

表５　精神保健福祉手帳

精神障害者のため長期にわたり日常生活または社会生活に制約を受ける場合に取得できる。障害の程度により１〜３級の区分がある。
初診から６カ月以上経たないと申請ができない。申請には診断書が必要であり、病名によっては対象外になる場合もあるので、事前に主治医に相談することが大切である。
申請先は区市町村窓口である。有効期間は２年間で有効期限の３カ月前から申請が可能である。
メリットしては各種税制上の優遇措置、携帯電話の基本使用料などの割引、NHKの受信料の減免、各種自治体の独自のサービスなどがある。
障害者雇用には原則として精神保健福祉手帳の取得が必要になってくる。

すぐに断った。

その理由は月一〇万円では生活ができないこと、何よりアルバイトでは不安定であることだった。そして一番の理由が障害者雇用には精神保健福祉手帳が必要になることだった。障害者の認定を受けること、要するに障害者として生きることが耐えられないのである。

石川さんは結局、「大空」に今まで通り通所しながらハローワークで一般の就労先を探すことになった。

鬼塚相談員はその話を聞いたときにはもったいないと思ったが、石川さんには何も言わなかった。それは石川さんが自分自身で決めたことであり、何より障害者として生きるかどうかは周りが安易に言えることではないからだ。

＊

ハローワークでの就職活動を再開して二カ月が過ぎようとしていた。

石川さんが時間通りに来室した。

「おはようございます。その後どうですか？」

「なかなか良い仕事がないけど、それでもいいのかなと思うようにしています。主治医の先生も妻も焦らなくてもいいと言ってくれているし」

石川さんは黒のセーターをはおり、静かに話す。ほほを緩め、やわらかい笑みを浮かべている。家族にも主治医にも相談ができているようで、焦りもないようだ。

「まぁ四月までには何とかしたいですね」

倉庫会社からの提案を断ったことに後悔はないようだ。

「ワークはやってみましたか？」（表6）

「やりたいことは簡単に埋まったのですが、できそうなところが自分ではよくわからなくて」

そこで、なかなか就職先が見つからない石川さんと、就職先を見直し、働きだしてからの支援体制について見直すことになったのだ。

「一緒に考えていきましょう」

鬼塚相談員は力強く言った。

表６　今の自分／なりたい自分

質問――あなたはどんな仕事をしたいと考えていますか？（作業の内容、職種）
回答――本当にやりたい仕事／今できそうな仕事＝運送業（ドライバー関係）
相談員の感想――以前から配送のドライバーしかやったことがなかったので、ほかの仕事はできそうにない。ドライバーとして働くには服薬中であることを考えると適当ではない。最初はドライバーではなく、荷物の仕分けや運送補助などの関連職種で慣らしていくほうがいい。
質問――１週間に何日くらい、１日何時間くらい働きたいですか？
回答――本当に働きたい日数や時間／今できそうな日数や時間＝週 40 時間／経済的なことや安定を考えると正職員がいい（1 日 8 時間×週 5 日）。
相談員の感想――現在、1 日 6 時間・週 4 日の作業訓練と週 1 回の通院もしくは定期相談を実施している。この状況から考えるとフルタイムで働くこともできるかもしれないが、残業や休日出勤が多い仕事は難しい。正社員が望ましいが、社会状況を考えると契約社員や非常勤社員にまで求人希望を拡大するほうがいい。
質問――どこで働きたいですか？　どのくらいの通勤時間が適当ですか？
回答――以前も 2 時間近くかけて勤務していたので、2 時間以内ならどこでもいい。
相談員の感想――退職する前の勤務先には 2 時間近くかかっていて、再発のひとつの要因になると思われる。1 時間以内で通勤できるところが望ましい。
質問――働くときに通院や服薬はどうしますか？
回答――現在、精神科病院を 2 週間に 1 回、火曜日の午前中に受診している。
相談員の感想――就労後、落ち着くまでは現病院に通院することが望ましいが、将来的には夜や土曜日に受診できる精神科クリニックへの転院を考えていく。現在は朝・昼・夜・就寝前の 4 回の服薬をしている。働くようになると昼の薬の飲み忘れが出る可能性があるので、昼の分の薬を朝、夜に移してもらい、昼の服薬をなくせないか主治医に相談をしていく。

▼今の自分となりたい自分について

就職活動を続けていてもなかなか職が見つからない場合には、自分のやりたい職種や形態（正社員、パート社員など）と今の自分とでズレがある場合が多い。そのような場合には、そのズレについて確認しておく必要がある。

たとえば以前、看護師として三交代勤務で働き、月の残業が四〇時間を超えて仕事をしていた人が、以前と同じ条件ですぐに戻ってやっていけるのかどうか想像してみてほしい。

復職の場合には、基本的には以前の職場に戻ることになる。その戻り方（勤務条件や業務内容）について会社と相談しながら戻ることになるが、再就職の場合には分野、勤務条件についてよく考えてから就職活動に入ることが望ましい。

▼精神科病院／精神科クリニック／総合病院精神科の違いについて

復職・再就職後もほとんどの人が精神科の通院・服薬を必要とする。通院先としては大きく分けて精神科病院、精神科クリニック、総合病院精神科の三つがある。それらの違いを知り、自分に合った病院を選択する必要がある。

■精神科病院

病状が安定せず、夜間や休日などに緊急受診や入院が必要になる可能性の高い人に適している。

メリット

●夜間、休日でも精神科医による診察を受けられる。

●比較的入院がしやすい。

デメリット

●立地条件や交通の便の悪いところが多い。

●平日の日中の受診になるので、仕事を休むことになる。

■精神科クリニック

土曜日や夜の受診ができるので、比較的病状が安定していて働いている人や学校に通っている人などに適している。

メリット
●土曜日や夜に受診できる。
●交通の便の良いところに多く、受診しやすい雰囲気のところが多い。
デメリット
●夜間、休日に精神科医による診察が受けられない。
●入院設備がないので、入院が必要な場合には転院が必要になる。

■総合病院精神科

糖尿病や腎臓病など身体の病気を併発している場合に適している。

メリット
●身体的な治療と精神的な治療を同じ病院で行なうことができる。
デメリット
●土曜日や夜に受診できるが、専門外の医師が診察する場合もある。
●入院病床が少ないため、すぐに入院できない場合がある。

●平日の日中の受診になるので、仕事を休むことになる。

石川さんの状態を例にして考えると、就職の前後で仕事に支障がないように精神科クリニックへの転院を考えていく必要があるだろう。

▼経済的社会サービスについて

再び石川さんの物語を参考にしながら、経済的なサービスの実態についてみていくことにしよう。

＊

「給料はどうしても二〇万円はほしいです。これが一番大切です」

石川さんにしては珍しく強い口調で訴えてきた。

「二〇万ですか？」

鬼塚相談員はうなった。

給料が高いということはそれだけ仕事がきついことを意味するのだ。最初は収入に関係なく働くことを優先してほしい。しかし、それはあくまでの支援者の考えだ。生活がかかっている人にとって収入はとても大切なことなのだ。

「家族が生活していく最低ラインなのです」

「わかりました。とりあえず経済的なサービスについて説明をしておきます。参考になればうれしいです」

「はぁ」

石川さんは気のない返事をした。きっとそんなものは必要ないと考えているのだろう。

「サービスを利用することで生活が楽になるかもしれないので」

鬼塚相談員は資料を渡しながら、次のような説明を始めた。

■自立支援医療

精神疾患のため継続的に通院治療を受けている場合に、通常ならば医療費が三割負担になるところ、原則として自己負担が一割になる制度である。

申請には医師による診断書が必要であり、病名によっては対象外になる場合もあるので、事前に主治医に相談することが大切である。申請先は市区町村窓口である。有効期間は二年間で有効期限の三カ月前から申請が可能である。

長期間の通院治療を必要とする場合でも、自立支援医療を利用することで経済的負担を軽減することができる。

■障害年金

病気・障害などで日常生活や就労が困難になった場合に支給される。国民年金加入者の場合は障害基礎年金、厚生年金加入者の場合は障害厚生年金、共済年金加入者の場合は障害共済年金がそれぞれ支給される。ただし、年金受給には次の三つの要件を満たしている必要がある。

●障害の原因となった傷病の初診日が、国民年金・厚生年金の被保険者期間中または共済組合の組合員期間中であること。

●障害認定日（初診から一八カ月を経過した日）において、障害の程度が政令で定められた一定の基準以上の状態であること。

「障害の程度」の等級は次の通りである。

一級――他人の介助を受けながらほとんど自分で行なうことができない程度

二級――必ずしも他人の介助は必要ないが、日常生活は極めて困難な程度

三級――労働が制限を受けるか労働に制限を加えることを必要とする程度（厚生年金・共済年金のみ）

●初診日の前日までに一定期間の保険料が納付されていること。ただし二〇歳に達する前に初診日がある傷病で障害になった場合は、二〇歳に達したとき（障害認定日が二〇歳以上の場合はその障害認定日）に障害の程度が一級または二級の状態であれば障害基礎年金が支給される。

このように要件が厳しく、手続きに時間もかかるが、経済的支援として有効なサービスである。

■生活保護

「生活保護」は、生活に困っている方に、困窮の程度に応じて必要な保護を行ない、最低限度の生活を保障するとともに、その自立を援助することを目的とした国の制度である。

生活保護を受けるにあたっては、次のようなさまざまな審査が行なわれる。

（1）本人や家族の資産・能力が活用できないか
（2）身内から金銭・物品などの援助を受けられないか

（3）他の法律・制度による給付や支援が受けられないか

これらの項目を調べ、それでもなお生活に困る場合に、保護の対象となる。受給条件は厳しいが、本当に生活に困窮している場合の最終的な支援として考えられる。

＊

「最初に、自立支援医療はすでに利用されていますよね？」

「ええ、通院が一割になるのは助かります」

自立支援医療は精神科だけでなく、他の疾患にも適応されており、保険というイメージがあるのか利用することに抵抗がない人が多い。

「次に障害年金ですが、保険料の支払いができているかが重要です。石川さんは働いていたので、たぶん厚生年金の対象にもなると思いますが、その確認が必要ですね」

「保険料はちゃんと払っています」

「あとは状態ですね。今の石川さんの状態だと、取れるとして三級か二級くらいだと思いますが、その辺は主治医の先生と相談ですね。診断書や必要書類が多くて時間もかかるし面倒ですが、受給できると二カ月に一回まとまった収入が得られるのでとても有効なサービスです」

「そうですか」

石川さんは気のない返事をした。障害年金の申請をする気はなさそうだ。

「最後にこれは最終手段ですが、生活保護があります。今の段階では受給できませんが、本当に困ったとき、具体的には所持金が一〇万円を切ったあたりで、その後の収入のめどがないときに相談できます。ただ、親族に援助できないか確認があったり、資産調査があるので、本当に最終手段です。もし、どうしようもなくなったらそういうサービスがあるのだと頭の片隅に置いておいてください。ここまで簡単に説明しましたが、何か質問はありますか？」

「大丈夫です」

「そうですか。どのような感想をおもちですか？」

「気持ちと現実でズレがあるのがわかりました。特に通院先の件は考えてみます。それから薬のことは主治医の先生に相談してみようと思います」

石川さんは穏やかに話し、一呼吸置いて話を続ける。

「障害年金は、今は取るつもりはないです。もちろん手帳も」

「いいですよ。決めるのは石川さんなのだから」

やはり障害者としてのサービスには抵抗があるのだろう。

「じゃ、一カ月後にお待ちしています」

石川さんは軽やかな足取りで部屋を後にする。

今は大丈夫そうだが、このまま仕事が決まらないと厳しいかもしれないという一抹の不安が鬼塚相談員の胸をよぎった。

＊

しかし、その心配は必要なくなった。三週間後に就職が決まり、面接が終了になったのだ。新年度から大手自動車メーカーの期間契約社員として働くことになったのだという。新型車の生産ライン増設による大量求人らしい。一年契約で更新はできる。家からは一時間くらいの場所にあり、手取りで二〇万円くらいと給料は希望通りである。しかし一日八時間・週六日勤務、二交代のシフト勤務で残業ありと、勤務条件は厳しそうだ。

石川さんが最終的に決めた理由は、採用担当者から「賃金に見合う仕事さえしてくれれば、病気があってもかまわない」と病気のことを問われなかったことらしい。

採用担当者が言う通り、働くということは病気があるかないかではなく、仕事ができるかできないかなのだ。時としてそれがとても厳しいことになるのだが……

＊

二年後、石川さんから電話が入った。

石川さんは三カ月も経たないうちに自動車メーカーを退職した。

自動車メーカーの採用は一〇〇人だったが、三カ月で三割の社員が退職をしたらしい。半年以上家にひきこもった状態が続いたが、その後、「大空」で作業訓練を一年近く続けた。そして、三カ月前からはリサイクル会社で週四日、ビン・缶の分別の仕事をしている。精神保健福祉手帳を取得し、障害者雇用になった。その収入は八万円前後で、足りない分は障害者厚生年金二級を受給して補って生活をしている。希望の二〇万円には届かないようだが、何とかやっているらしい。

電話の最後に石川さんは「今もつらくなると病院でやったワークを見直して気持ちの整理をしている。それでもどうしても仕事に行けない日がある。社長さんは病気のことをわかってくれているから嫌な顔をしないので、そのときは障害者雇用で良かったと思える。その反面、自分は本当に障害者になってしまったのだなと思い知らされるときでもあり、つらいですね」と話す。

相変わらずぼそぼそとしゃべる話し方は変わらなかった。

鬼塚相談員はこのようなとき、何と言ったらいいのかわからず言葉が出なかった。

▼ここまでのまとめ

疾病利得のワークは「働く意味」のワークと同様に心理的ストレスの大きいワークである。いつの段階で行なうかは個別に検討が必要であるし、一人で行なうことの難しいワークであり、信頼関係を構築した支援者が行なうことが望ましい。

本章の最後で障害者雇用の問題に触れたが、実際、障害者雇用が必要な人も少なくない。障害者雇用の問題は「障害受容」をどのように行なうのかということと不可分である。この「障害受容」をどのように促していくのか？　どのように考えていくのか？　これは現状では明確な方向性が見出せていない、今後の課題である。

「職場うつ」からの再生

コラム

I

正しい医者選びの方法

春日武彦

良い医者というものを定義するのは難しい。ある人にとっては、優しく丁寧できめ細かな医師が好ましく感じられるかもしれない。だが別の人にとってその医師は、むしろ自信を欠いた心細げな人物と感じられるかもしれない。もっと尊大で偉そうで一方的な物言いをするほうが、頼りがいがあって安心できるのかもしれない。あえて選択を相手に委ねる医師を民主的で患者の意志を尊重する立派な医者と考える向きもあれば、患者に選択させるなんて責任逃れだと憤る人もいるだろう。少なくとも、あらゆる人を満足させる医師は存在しない。むしろ「相性」に帰する問題となろう。

とはいうものの、技術面において見立てや薬剤の使用が適切にできなければ困ったことになる。つまり最低ラインがあるわけで、では精神保健指定医や精神科専門医という資格がそれを保証しているかといえば、理念からすればイエスである。ただし指定医や専門医でないから未熟な医師だといった図式は成立するまい。人間性といった面においては、患者の気持ちを忖度《そんたく》し寄り添ってくれたほうが好ましい。経験を多く積んだ医師が望ましいだろうし、自信と謙虚さとをバランス良くもっていたほうがベターであることは間違いない。

人は、医師にどのようなものを求めるのだろうか。

●頼もしくカリスマ的な存在。
●医師としての経験も人生経験も豊富な、温かみのある存在。
●一緒にいるだけで心が軽くなるような、そして気持ちを汲んでくれるフレンドリーな存在。
●詰め将棋でもするように、理知的に病気を治してくれる怜悧な存在。
●患者の意志を尊重し、患者の気が済むように治療を試みてくれる気さくな存在。

――おそらくこうした要素の組み合わせということになるのだろう。だが理想の医師のイメージは描けても、どこにそのような医師が実在するのか。

たとえば大学病院では、初診の診察のみを教授が行い、再診は医局員が行うことが多い。誰が再診を担当するかは、わからない。大きな病院では、初診を担当する医師が曜日によって当番制になっていることが多いようである。初診医と再来医とが同一の可能性が高いが、相性が悪かったら悲劇である。

複数の医師がいても、指名をすることはできないほうが普通である。特定の医師宛の紹介状でもあれば話は別だろうが。昨今では医療機関がホームページをつくっているので、そこで医師の顔を確かめることができるかもしれない。医師の自己紹介や経歴、得意分野が書かれていることもある。だが実際に会ってどうなるかは未知数である。

ごくたまに、わたしの講演を聴いてわたしを優れた医者と勘違いし、わざわざ訪ねてくる人がいる。しかしわたしとしては、内心、溜め息を吐きたくなる。相手はこちらの治療に過大な期待をしている。上手くいって当たり前、思わしく運ばなかったら落胆は通常よりも大きい。そんなハンディを最初から負わされるのは辛い。講演が巧みだったとしてもそれは余技の領域であり、名医の証とはならない。

ネットに医療機関や医師についての書き込みが散見される。あれも当てにならない。逆恨みや、無い物ねだりの挙げ句、あるいは自分勝手な要求が通らなかった仕返しのために「わざわざ」悪口を書き込んでいることが少なくない。では保健所や精神保健福祉センターに尋ねてみるのはどうか。公の機関だから、個人を評価するようなことを言える立場にはない。

といった次第で、率直に申せば、医者選びはクジを引くようなものである。だが、理想の医師とは出会えないにせよ、せめて無難な線でまとめたい。わたしとしては、基本的に通いやすい場所にある医療機関を選ぶべきと思う。通院が面倒だったり苦痛になるような遠いところは避けるべきである。そのうえで、まずは受診してみる。希望があれば、はっきり言う。要望があるのにそれを口にしないまま漫然と通院して不満を膨らませる患者にしばしばお目にかかる。それは間違いだろう。逆に、説明や助言を求め、それに応じてくれなかったり不適切であったたなら、おそらく良い医者ではない可能性が高いだろう。

受診とは、医師と患者で医療契約を交わすことである。一方的な関係ではない。勝手に不満を抑え込んで通院し、ある日いきなり担当医を代えてくれとか転院したいから紹介状を書いてくれなどと言うと、医療者サイドからは気まぐれで厄介な患者と誤解されかねない。意向や希望や疑問はきちんと伝えたうえでなければ、その医師がまっとうかどうかの判断は下せない。

現在勤務している病院では、午前中の三時間で外来患者を三〇名以上診ることが多い。都立病院でも似たような状態であった。ということは、一人の患者に割り当てられる時間は実質五分少々である。実際には、処方のみでほとんど時間を要さない患者もいるので、そこで浮いた時間を溜め込んでカウンセリング的な対応に使うといった方法を余儀なくされる。したがって、たっぷりと時間をとってゆっくり話を聞いてほしかったら、あらかじめ医療機関に問い合わせてみるべきだろう。医師は診断や処方に特化し、カウンセラーが時間を掛けて相手をしてくれるといったところもあるし、医師が長時間を割いてくれるところもあるだろうが、そうした医療機関は保険外診療かもしれない。

どんなに誠実な医師であろうと、待合室に患者が溢れかえっていれば、十分な時間を一人の患者には提供できない。そのような医療の現実があることも理解してほしい。

なお最近は保険診療で認知行動療法も可能になったが、どこの医療機関でも実施しているわけではない。デイケアの類も同様である。そういったこともあらかじめチェックしておいたほうがいいかもしれない。

2 なぜ励ましてはいけないのか、ならばどうすればいいのか——春日武彦

うつ病患者を「がんばれ!」と励ましてはいけないという知識は、昨今、驚くほど浸透している。だがその理由は知らない人のほうが多いようである。

これは基本的に古典的ないし従来型のうつ病に適応される知識である。従来型のうつ病は、その発生基盤に性格的な要素が大きく関わっている。すなわち、真面目・熱心・几帳面・不器用で心の切り替えが下手、協調性を重んじ「断る」ことが下手、といった具合に。つまり同じような仕事をこつこつと実直にこなすことには向いているが、当意即妙とかソツなくその場を乗り切るといった器用さは持ち合わせていない。そういった性格の持ち主に過大な負荷や環境の激変といった「真面目さだけでは乗り切れない」局面が訪れると、オーバーヒートしてダウンしてしまうわけである。

さて従来型のうつ病の特徴として「自責感」というものが挙げられる。彼らは、病状が進むにつれてエネルギーが乏しくなり、仕事や家事

がこなせなくなる。病気なのだから仕方がない。だが、そのように開き直ることができない。もともと協調性を重んじ真面目一辺倒だったので、むしろ周囲に迷惑をかけて申し訳ない、自分はなんて不甲斐ない存在なのだろうと自分を責める。過剰に責任を抱え込んで苦しむ傾向にある。しかしがんばろうにも、もはや病気ゆえにがんばれない。そこに彼らの辛さがある。

そういった状態にある患者に向かって「がんばれ！」と叱咤激励すると、彼らはどう感じるか。「あなたは、まだまだがんばりが足りないじゃないか」と非難しているように聞こえてしまうのである。がんばれるくらいならがんばっているのに、「まだまだがんばりが足りないじゃないか」と責められては、彼らの立つ瀬がなくなる。いよいよ追い詰められてしまう。だから励ますのはよろしくない、ということになる。

ついでに付け加えておくと、気分転換をさせようとカラオケだの飲み会だの旅行に連れ出すことも感心しない。うつ病の彼らには、「楽しむ」なんて心の余裕はない。億劫なだけである。が、もしあなたがカラオケにでも誘ったなら、協調性を重んじ「断る」ことが下手な彼らである、内心では嘆息しつつもおそらく誘いに応じるだろう。そしてますます疲れ果てることになる。明らかに逆効果なのである。彼らは、カラオケだの飲み会だの旅行よりも、自分の家でぐったりと横になっていられるほうが嬉しいのである。

ならば、彼らにはどう接するべきか。

余計なことは言わない、相手を病人扱いしない（ふりをする）。それが原則である。病人と見られている、特別扱いされている——そう思うだけで彼らは恐縮してしまう。自責感が刺激され、ますます居たたまれない気分に追い込まれる。

したがって、実際にはあれこれ負担を軽減してあげたり気配りはしてあげても、それは悟られないように、あくまでも「さりげなく」を第一義とすべきだろう。そしてゆっくりと休むことが彼らにはもっとも大切なことを肝に銘じておきたい。

以上は、あくまでも従来型のうつ病の話である。現代型のうつ病はどうであろうか。病前性格は、真面目で従順で良心的で素直かもしれない。協調性もあって我慢強いかもしれない。だが従来型うつ病のように、滅私奉公的であったり過剰適応していたり「長年、仕事とプライベートとの区別が曖昧なままの人生を送ってきて、それがむしろ気持ちの拠り所であった」といった泥臭いトーンとは少々異なる。そこまで仕事への執着はない。案外とマイペースだったりドライだったり、むしろ意外に自分勝手な側面を垣間見せたりする。

彼ら現代型うつ病の患者は、がんばりきれなくてダウンしているというよりは、不本意なことや辛いことがあったゆえにその反応として「うつ」を呈していることが多い。それを「うつ」への逃避などと言っては言い過ぎだろうが、彼らの自己回復力にもっと期待しても良いのではないか。彼らは自宅静養中に趣味を楽しんだり、ときには旅行へ行ったりボランティアに出かけたりして周囲が困惑することがある。静養中は笑顔まで見られるのに、職場復帰の時期が近づくと「うつ」がぶり返したりする。そうしたケースに対しては、「がんばれ！」とまでは言わなくとも、「多少はしんどくても馴らし運転をしておかないとますます復帰が難しくなるよ」と積極性を求めたほうがプラスのことが多い。配置転換とか環境調整を込みのうえで、多少は頑張ってもらったほうが本人のためになる。必ずしも休養・休職が治療上の意味をもつとは限らないのが現代型の「うつ病」なのである。

3 「うつ」です、わたしは「うつ」なんです——春日武彦

うつであることを恥じる必要はない。それは怠けているのではない。根性がないわけでもない。だが周囲に「うつ」をわかってもらうことは結構大変である。

ここでは現代型うつについて述べよう。率直に言って、他人があなたを理解し難いことには理由がある。

多くの場合、現代型うつの発症にはそれなりの経緯がある。辛いこと、不快なこと、苦しいことに端を発している。せっかく入社したのに、もしかしたらこの会社は自分には向いていないかもしれないといった迷いや、わたしなんかに上手くやっていけるだろうかという不安、誰にも相談できない困難状況なども要因となる。家族の不和とかプライベートな躓きも要因となるだろう。だがそうしたことは、あなただけに特別に起きるわけではない。誰にも、似たような出来事は起きている。だからあなたが運悪く「うつ」になると、それは心が弱いからだと見なされがちとなる。

おそらく、「うつ」という言葉自体が問題なのである。なるほど抑うつ状態と言ってしまえばその通りかもしれないが、そこにはきめ細かなニュアンスがいろいろと刻み込まれているはずである。自分が誤解されていることに対する悔しさや悲しみとか、どのように助けを求めればいいのかさえわからない当惑や、理不尽な状況に対する怒りと怯えや、無力感を伴った困惑や、そういったものが絡み合って「うつ」としか呼べない状態となっているはずである。大雑把に「うつ」と言っているだけでは埒が明かない。周囲からは「うつと言えば済むのかよ」と思われてしまう。「うつ」という言葉の前で思考停止をするのではなく、自分自身における問題をしっかり見極めなければ動きが取れなくなる。

周囲を味方につけなければ立場は悪くなるばかりである。診断書を提出し、自宅で静養をするのは良いだろう。けれども、現代型うつは服薬だけで脱出できるものではない。静養すれば良くなるというのも初期の段階だけである。カウンセリングや認知行動療法や対人関係療法やリハビリで「自動的に」治っていくものでもない。うつが長引けば長引くほど、職場や以前の生活リズムに戻ることは難しくなる。気まずくなる。いや、かつての元気な自分を忘れてしまう。

これだけ苦しいのだからわたしには自宅静養する権利がある、といった様子を少しでも見せたら味方はいなくなる。復帰への壁も高くなる。休めば同僚に迷惑が掛かるのは事実なのである。あえて誤解を恐れずに言うなら、世間を上手く渡っていくには愛嬌が必要なのである。被害者としてのわたし、といったスタンスは損である。

静養中は改善してきても、復帰が近づくにつれて気が重くなり症状がぶり返してきたとしたら、そこで休みを延長しないほうが良い。とにかく短期間でも一旦職場に戻るべきだろう。そうでないと、職場のことを考えるだけで不安に囚われるというパターンが定着してしまう。休養を延長すると、いよいよ職業が「うつ患者」ということになってしまいかねない。休んで申し訳ないと表明し、休職期間もはっきりと限定し、「がんばってでも」顔を出すようにしたい。そうすれば同僚や上司も味方になってくれる。

現代型うつには、神経症的な要素が大きい。自分自身を腫れ物に触るように扱うべきではない。自分にノルマや宿題を課し、少しでも以前の自分に戻る努力をしてみよう。多少の無理をしても良いかもしれない。現代型うつは、それが「癖」になると人生の大切な時期を空費してしまいかねない危険性がある。いっぽう、成長のためのステップと見ることも可能ではないのか。従来型うつ病のように静養や入院にばかりこだわることはマイナスとなる。そこが現代型うつの特徴なのである。

4 うつ病の人を支える家族に最初に伝えること――埜崎健治

私が出会った多くのうつ病の人を支える家族は対応に困り悩んでいた。支援する家族についての本、セミナーはたくさんある。それだけうつ病の人と接する家族は困っているし大変だということだろう。

ここで家族の接し方としてよく言われていることのいくつかを改めて考えてみたい。

①腫れ物に触るようにではなく、普通に（一人の大人として）接しましょうと言われるけど……

③放っておくのではなく、温かく見守りましょうと言うけれど……

②励ましてはいけないと言われるけれど……

▼普通に接する工夫

「普通に（一人の大人として）接しましょう」とはよく言われることだが、具体的にはどういうことなのか、うつ病の夫を支える妻の物語から考えてみたい。

篠田さん(四五)は、妻の陽子さん(四〇)と中一、小五の息子との四人家族である。篠田さんは二年前の配置転換をきっかけにうつ病になり、一年前から休職をして自宅療養をしている。篠田さんの収入が減ったため、陽子さんは週二日だったパートを週五日に増やし、中一の長男は学習塾を、小五の次男はスイミングスクールをやめた。

陽子さんは元気だった頃はなんでも篠田さんに相談をして決めていた。しかし相談することで「自分が働けないからいけないんだ」と責めて病状を悪化させてはいけないと考えて相談をしなかったし、そのことに気づかれないように気を使っていた。篠田さんもそのことに気がついていたが、知らないふりを続けていた。

篠田さんは「今まではなんでも相談してくれていたのに。自分が働けないから、情けないなら、夫としても父親としても頼りにならないのだ。妻に働かせて、子どもにもやりたいことをやめさせて申し訳ない」と悩んでいた。このすれ違いが次第に夫婦関係をギクシャクしたものにしていった。

夫婦から話を聞いていた篠田さんの主治医は三人で話し合いをすることにした。そして陽子さんの対応が篠田さんを思いやってのことであることが確認できた。

篠田さんが相談されたとしても判断は難しかったし困ってしまっただろう。しかし相談されなかったことで元気だった頃の父親、夫としての役割がなくなってしまったように感じてしまったのだ。それから陽子さんは「パートの日数を増やそうと思うのだけどいいよね」というように、相談ではなく報告をすることになった。

このように病気になる前の役割や立場を続けるのは無理だろうとかできないだろうと判断するのではなく、何らかの形で尊重していくことが大切である。

▼温かく見守る工夫

「温かく見守りましょう」と言われるのは、具体的にはどういうことだろうか。篠田さん夫婦の物語の続きを見て考えてみたい。

篠田さんはリワークプログラムを経て一月前から復職をした。先週から通常勤務に戻ったが、仕事で何かミスをしたらしく「俺なんて失敗ばかりしていて何も良いところがない」と落ち込んでいた。

「そんなことないよ。買い物に行くと何も言わずに水やお米など重い荷物を持ってくれたり、車道側を歩いて危なくないようにしてくれるでしょ。さりげなく人にやさしくできる人だと思うよ。それに、三カ月間休まず復職準備を進めてきたでしょ。夜眠れなくて、朝本当にしんどそうなときにも濃いコーヒーを飲んでやってきたじゃないの。そのがんばりがあるからきっとうまくいくよ」とふさいでいる篠田さんに陽子さんは声をかけた。

このように声をかけられた篠田さんは、陽子さんがずっと見守ってきてくれたことに気がつき、勇気づけられた。

陽子さんのように、日々の様子を見て必要なときにそれを伝えることを積み重ねていくことが、温かく見守るということではないだろうか。

▼うまく励ます工夫

次に、周りから見ると怠けているようにしか見えないのに「がんばれ」と励ましてはいけないのかどうかについて考えてみよう。

ここでいう「励ましてはいけない」というのは、本当に一生懸命やってきてへとへとに疲れきっている人に「がんばれ」と言って、今以上にがんばらせようとしないという意味である。限界までがんばって疲れ果てた人にとっては「こんなにがんばってきたのに、まだ足りないのか」と自分を責めてしまうことにつながる。これは一昔前のうつ病の典型である。

しかし、最近増えてきているのは、嫌なことから目をそむけていつまでも現実と向き合おうとしないタイプである。このタイプには状況によって背中を押してあげることが必要である。

ただ、その人ががんばりすぎて疲れ果てているのか、現実から逃げているのかを慎重に判断することが必要である。背中を押す行為は嫌なことから目をそむけてきた事実と向き合わせることだから、日常会話の延長や感情の高まった状況で行なうのは避けるべきだろう。事前に誰が、どのタイミングで、どこで行なうのがいいのか、関係者を交えて話し合いをすることが求められる。

▼共倒れを防ぐ工夫

最後に、うつ病の人と接する家族に一番に伝えたいことは「ミイラ取りがミイラにならないで」ということである。要するに、がんばって関わることで家族がうつ病になることは避けましょう、ということである。

家族がうつ病にならないためのコツとしては次の三つがある。

①自分の時間・楽しみをもつ
②話を聞くときは時間を決める
③時にがんばっている自分にご褒美をあげる

夫がうつ病になって家で療養するようになり、夫を支えるために仕事を辞める人がいる。また、「夫が苦しんでいるのに自分だけ楽しむことはできない」と、続けていた習い事や趣味をやめてしまう人がいる。

しかし、うつ病は長期化することが多く、再発も多い。終わりも見えにくい病気である。本人以上に家族が苦しくつらいときもある。だからこそ、家族が友達に愚痴を言ったり、好きなことを楽しむ時間を意識してつくってほしい。

先ほどの物語の陽子さんは経済的な理由から働く時間を増やしたが、そのことで夫から離れる時間ができ、煮詰まった気持ちをクールダウンできるようになった。そして職場の人との何気ない会話で随分救われたと感じていた。

うつ病の人はささいなことで不安になったりすることが多い。家族に不安な気持ちを聞いてほしいと言ってきたり、甘えてくることも多い。人によっては夜中まで対応していて睡眠不足になることもある。相手にやさしくなれないと嘆く人もいる。

しかし、人間は話を聞くのもやさしくできるのも限界がある。仕事から帰ってきて、やらなくてはいけない家事が山積み状態で話を聞いてと言われても、やさしくなれないのは仕方がない。話を聞いたり、一緒に何かする前に「今日は何時から何時までね」と時間を決めて関わることが大切である。または「今日は洗濯を終わらせないといけないから、明日の夜ゆっくり聞くわ」と次の日に話を聞くような工夫が求められる。

うつ病の人を支えていくことはエネルギーが必要で大変なことである。当事者よりつらく苦しいときもある。だからこそ「一日やさしく接することができた」「服薬の声がけを忘れずできた」など、小さいことでいいので自分のことをほめ、時には「エステに行く」「おいしいコーヒーを飲む」「大好きなスイーツを食べる」など、がんばっている自分に対してご褒美をあげてほしい。自分にやさしくできなければ、どんなに大切な家族であってもやさしくすることは難しいのだ。

5 作業と仕事について——埜崎健治

作業とは「主として肉体労働を伴う仕事」と定義され、仕事と同義語として使われることが多い。

しかし、リハビリテーションの場面では「作業」と「仕事」は区別するように心がけている。作業は「与えられた課題を指示通り行なうこと」、仕事は「与えられた課題に対して自分で考えて判断して創意工夫して行なうこと。そしてその結果に責任をもつこと」と定義して、使い分けている。

「作業」と「仕事」の使い分けについて具体例を通じて考えてみたい。

中堅総合商社に勤める佐々木さんはうつ病になって一年。休職して四カ月が過ぎた。病状が安定してきて二カ月後に復職するために準備を進めていた。

佐々木さんの会社には軽減勤務の制度がなく、最初の三カ月は残業・出張・休日出勤は免除されるものの、一日八時間、週五日の勤務を求められていた。

本来なら復職支援プログラムを利用して準備を進めたいところだが、復職支援プログラムには空きがなかった。そのため、就労移行事業所で一日六時間、週五日の作業訓練に参加してもらうことになった。作業内容は電化製品の梱包作業と検品である。肉体労働を伴う仕事であり、作業と定義される内容である。

佐々木さんは最初の一週間は通所と梱包作業に慣れるのに苦労したようだが、その後は「梱包も検品も単純でつまらない。飽きてしまう」と不満を口にするようになった。二週間が過ぎると単純なミスを連発するようになった。作業量も一週目より少なくなってきた。

そこでどのようにすれば正確にきれいに早く梱包ができるようになるか、梱包用の段ボールの位置、はさみの使い方や作業姿勢を自分で考えてもらうようにアドバイスをした。

佐々木さんはいろいろと梱包の手順や姿勢を試みて一時間当たりの作業量をカウントしはじめた。言われたことを言われたままやるのではなく、自分なりに作業効率を上げる方法を考えるようになった。このように自分で考えて創意工夫するようになると、作業ではなくて仕事に変わるのである。

四週目になると、佐々木さんは周りの利用者により早く正確に梱包する方法をアドバイスするまでになった。

佐々木さんは作業訓練の終わりには、この梱包用の段ボールはどこで作られて、パッケージングされた製品はどこに卸されて、どのような販路で販売されるのかとイメージを広げ、復職後の業務に活かせないかと考えるようになった。そうなるとそれまで苦痛で長く感じられた訓練時間が短く感じられるようになったようである。

復職でも再就職でも最初から担当業務を与えられることは少なく、単調な補助的業務が多い。単純な課題はつまらなかったり、時間が経つのが遅く感じられることもあるかもしれない。しかしそのようなときでも、自分の考え方ひとつで作業を仕事に変えることができるのである。

反対に創意工夫を必要とされる課題も、繰り返しになってくるとマンネリ化して作業になることもある。

たとえば支援者の場合でも、長期にわたって通所している利用者との面接が最近の様子を確認するだけになっていることがある。面接目的がぼやけて、何の変化も刺激もないことを繰り返すだけとなる。本来、目的に沿っていろいろと考えて、思いを巡らせなくていけないはずの面接が、ただ与えられた時間を共に過ごすだけの作業になってしまっているのだ。

自分で考えて判断して行動する。そしてその結果に責任をもつことがすべての職業において求められていることである。これができる人間は職場で必要とされる人材になりうるのである。

では業務のなかで作業を減らして、仕事を増やすことが望ましいのだろうか？

作業も働くうえで必要な要素である。働いているなかで、「どうしても考えなくてはいけないけど、頭が働かない」「煮詰まってしまって考えがまとまらない」という状態に陥ることはないだろうか。そのようなときには文書整理やデータ入力など、考えることなくできる作業を意識して行なうと気分転換になることが多い。

そのほかに「イライラしている」「気持ちが落ち着かない」場合も、作業に没頭することで気持ちが安定してくることもある。頭の中を空っぽにして手を動かすことで精神的休養に近い効果が期待できるのである。

要するに作業と仕事を意識して使い分けることで、メリハリがつき、より効率よく、楽しく働くことができる。

6 カウンセリングの副作用——山田 均

今日、「カウンセリング」という言葉は報道のなかでよく使われるためか、多くの人々に知られるようになった。子どもの虐待や不登校があると、「カウンセリングを受けさせましょう」と言われるし、企業でもカウンセラーを置いて（外部委託をする企業も多い）、「メンタルヘルスを大切にしましょう」と言うような時代になってきた。

このように、「カウンセリング」という言葉は社会に浸透してきたが、そもそもカウンセラーとはどのような人なのか、あるいはどこに行けばカウンセリングを受けられるのか、カウンセリングって何、というような具体的なことになるとまだまだ知られていないように思う。

実は、カウンセラーという資格は二〇一三年五月現在、国家資格ではない。専門家団体が国家資格化を求め、長い間国に働きかけているのだが実現には至っていない。そのために、「私はカウンセラーである」と名刺を作れば名乗れてしまい、トレーニングを受けていない者がカウンセリングをするという暴挙もないとは言えない。一般的にカウンセラー（臨床心理士）を名乗っている者は、指定の心理学専攻の大学院を修了し、日本臨床心理士資格認定協会の試験に合格した者が多い。カウンセラーになるには、たくさんの勉強とトレーニングが必要である。カウンセリングを利用する場合は、しっかりしたカウンセラーを見つけてほしい。

次に、どこに行けばカウンセリングを受けることができるのかを伝えてみたい。相談の内容や相談者の年齢によって変わってくるのだが、「子どもが学校に行きたがらない」「子どもの発達が心配である」などの相談であれば、児童相談所、教育相談所などの公的機関や民間の精神科クリニック（入院施設のない外来だけの施設）がある。また、成人の相談であれば、カウンセラーが個人開業している相談所、企業を対象とした民間のカウンセリング機関などがあるが、「うつ」や「眠れない」などの症状を持つ場合はやはり精神科クリニックになる。精神科に対するイメージは、二〇〜三〇年前までは、近づきがたい「鉄格子のある病院」が連想され、なかなか相談に行ける雰囲気ではなかった。しかし、最近では駅前におしゃれな精神科クリニックが増え、「眠れなくてつらい」「家事で疲れた」などの相談を気楽にできる時代になってきた。そして、そのようなクリニックにカウンセラーが勤務することが増えている。精神科医の投薬治療とカウンセリングの併用により、よりよい治療を提供しようというわけだ。カウンセリングでは、「人間関係で悩んでいる」「人と上手に接せられない」「仕事のストレスで気分が沈む」「ストレスで過食が止まらない」「親とうまくいかない」などを改善したいという相談が多い。私は、「あなたの味方にならせていただき、困っているテーマをいろいろな角度から一緒に考えさせてほしい」と導入し、話された内容は秘密を守られること（命の心配があるときは例外だが）、ここではどんな内容の話でも構わないことを伝えて始めるようにしている。

カウンセリングにはさまざまな立場や理論があるものの、どのカウンセラーでも被相談者の立場に立って、話をしっかり「聴く」ことが重要であると考えている。一般社会の人間関係では、話を親身に、しかも一方的に聴いてくれる関係はまれではないだろうか。友人に身の上話を相談した場合、「それはあなたのわがままだ。もう少し辛抱してもいいんじゃない」「私だって我慢しているのよ」などのアドバイスや説得、説教を受けてしまい、「そうじゃないんだけどな」と思うことは多いのではないだろうか。もちろん、そのような会話ですっきりするならそれでよく、カウンセリングは必要とされない。

カウンセラーは、アドバイスをしないわけではないが、まずはその前にどのような話でも（社会的におかしいと思われることでも）しっかり受け止める。被相談者に、「語る」ことで悩んでいたことは吐き出していただき、いらないストレスは置いていってもらう。また、「語る」ということのなかで、自分が今まで気がつかなかったことに目が向き、困っていたことに向かい合い、対処しようという勇気を持ってもらう。こんなことをカウンセラーは願っているわけだ。

カウンセリングは、数回で終わることもあるが時には年単位にわたることもある。カウンセラーは、回数を重ねるなかで、「どのような性格傾向の方なのか」「どのような対人関係パターンがあるのか」「ストレス対策は上手か」などを考え、被相談者に望ましい方向を設定し方針を立てていこうとする。方針に関しては、カウンセラーの立場によって若干の違いはある。例えば、被相談者の過去の話をくわしく聴きながら分析していく方法もあれば、困っているテーマの対処法を一緒に考える方法もあったりする。どの方法がすぐれているというものではないが、被相談者は、カウンセラーがなぜこのような方針を立てるのかをしっかり聞くことが大切である。万が一にもしっかり答えてくれないカウンセラーであれば、「ヤブ」である。カウンセラーの答えに納得し、信用関係が築かれるなら上手なカウンセリングの利用ができていると言っていい。

ところが、望ましい方向を目指すのがカウンセリングであるはずなのに、時にはその副作用とでも言いたくなることが起こる。カウンセラーは、支持的に被相談者の話をよく聴くわけだが、被相談者に、「なんでもあなたの言う通り」と取られてしまうと問題になる。例えば、「上司が無理な仕事をさせたからうつになった」「会社が私の仕事を評価してくれないからうつになった」と訴える方が見えたとする。このように、「会社が悪い」「上司が悪いからうつになった」と理解している被相談者は意外に多い。カウンセラーは、「そうですか、たいへんな上司にあたってしまいましたね」「そんなにがんばったのに会社は認めてくれないのですか」と被相談者に「共感」しながら聴こうとする。

少し横道に逸れるが、一昔前のカウンセラーのトレーニングに、とにかく被相談者の話を「共感」して聴きましょうというものがあった。現在でも間違っているわけではないのだが、いればカウンセリングであるとか、ただ聴いていながら話を聴いていればカウンセリングは進むなどの浅い理解も散見された。

しかし、上手なカウンセラーであれば、共感しながら聴きつつも、会社側からの情報もないままに本人の言うことを全面的に信用するのはおかしい、バランスよく聴かなければならないと用心している。つまり、被相談者の、「まさしく上司のせいでうつになったと感じている」こと自体は全面的に受け止めるが、それが正しいかどうかはわからないと用心しているのだ。カウンセリングがうまくいっていない場合は、被相談者に、「悪いのは相手の方で自分には改善すべきところはない」と頑なな考えを持たせてしまう。さらに、「自分は悪くないわけだから、悪い相手を攻撃したい」という気持ちまで引き出してしまうこともある。会社を糾弾すると言い出し、「カウンセラーも私の言う通りだと言ってくれた」などと正当性の根拠にしようとするなら、カウンセリングの副作用が強く出ていると考えるべきだ。

このような副作用の原因は、カウンセラーの「共感」の仕方が悪いためと考えるべきだろう。評論家の芹沢俊介氏が、ある講演で、「受け止める」と「受け入れる」は違うという話をされていた。まったくその通りと思うわけだが、カウンセラーは被相談者の話をまずはしっかり「受け止め」、よく吟味して納得できるなら、「受け入れよう」と考えるべきである。カウンセリングの副作用が目立つときは、カウンセラーが被相談者のことを、何でも「受け入れよう」としているときと考えられる。うまくカウンセリングが進んでいるのであれば、被相談者の視野が広くなり、いろいろな可能性に気が付き、何が悪いという決め付けではなく、バランスを重視できるようになるはずである。

最後にカウンセリングの副作用の例をもうひとつ。「私の症状は夫であるあなたが原因です。そうカウンセラーも言ってくれた。離婚してください」などとなったらさあ大変……。

7

認知療法の光と影について　外部EAPの現場から

松浦慶子

▼はじめに

不況、リストラ、過重労働、複雑専門化する業務、家庭内の負担など、働く人のストレスは深刻である。精神的な問題で休職する人は増加傾向にあり、働く人の心の健康と意欲の回復は、社会全体の喫緊の課題となっている。現在、企業外部に設けられた筆者が所属する従業員支援プログラム（ＥＡＰ）の相談室にも、各企業や団体に勤務する従業員やその家族からの相談が相次ぎ、年間のべ約二万件の相談が寄せられている。何らかの精神的な不調や問題を感じて来談し、面接をしながら勤務される方が多いが、なかには休職を決断し、復職に向けて準備される方もいる。そのようななか最近、認知療法を受けるよう指示され来談する人が急増している。しかし、認知療法ばかりが急激に注目されることには、違和感を覚える。認知療法は、決められた枠のなかで本人が自覚する課題を扱うため、傷つきは少ない心理療法と言われるが、必ずしも効果がみられなかった、否定されているような気持ちになったなど、認知療法の適用が適切であったかと感じさせられる場面もある。相談場面でどのような配慮が必要になるのか、ここでは、EAPの現場からみた認知療法の功罪について考えてみることにしたい。

▼外部EAPにおける認知療法

過労、重責で疲弊した従業員の、それでもなお義務感にかられて自責的になる心を軽くするには、認知療法で幅広い見方を取り入れることが有益なことがある。

たとえば「自動思考」や「スキーマ」という考え方がある。否定的な面ばかりが見えて「自分はだめだ」と考えたり、「白か黒か」早く結論を出そうとしたり、「自分のせいでうまくいっていない」と自責的になる、いわゆる「自動思考」を面接で紹介することがある。すると、「まさにその通り」「自分だけではなかった」と安堵の表情をみせ、「同じ状態に陥りそうなときには気をつけられる」と変化を感じられる方は多い。うつ病などにより長期通院中で、EAPを利用して初めてカウンセリングを経験される方も、投薬だけでは消えなかった思い込みを、現実を見直して修正し、気分を落ち着かせることができる。「自分は何をやってもだめだ」「人に理解されることはない」「頑張り続けなければならない」といった生育の過程で培ったいわゆる「スキーマ」を整理することでも、上司への葛藤や家族関係、仕事への取り組み方や働き方を見直し、バランスのよい考え方で生活ができるようになり、「自分らしく仕事をしている」といった報告をいただくこともある。また、手帳に生活記録を残す方法も、復職前の生活リズム確立に役立てることができる。

いずれも認知療法によって、自分の状態を客観視でき、自分をいたわれるようになった例である。認知療法は、認知を修正すること、楽観的になることが目的だと誤解されやすい。しかし実際には、客観的に事象を捉え、日常の常識と照らし合わせ、生きやすい考えにしていくことが認知療法の目的なのであろう。そして認知療法を実際の生活で実践しながら、自分に語りかけることで、変化した自分を実感できる。職場での精神衛生が話題となり、精神面の健康に関心が高まり、自己管理が求められるこの時代においては、自ら主体的に取り組め、自己成長にも役立つ実践的な認知療法は、ビジネスパーソンにも親和性が高いものである。社会全体に向け、心理学やカウンセリングの立場から利用しやすいメンタル面の予防と改善方法を知らせたことは、ひとつの功績といえるだろう。

▼科学的実証性の影響

このところのわが国の認知療法への意識の高まりは、「治療」効果の実証性があることと、精神科医や心療内科医が導入に熱心であったことが影響しているであろう。二〇一〇年度より保険点数として認められたことも話題となった。医療では、科学的実証性が重んじられ、医療費を投じるにも、政策上エビデンスが求められる。かつて財政難のブレア政権下のイギリスにおいても、社会科学的な実証研究に基づく政策立案への重要性に対する配慮が高まった。精神分析、ユング派の心理療法、支持的カウンセリング、さらにいえば目に見えない「関わり」は、効果の立証が難しい一方、認知療法は、行動療法と同じく、医療での科学的実証研究の効果測定がなされやすい。すでに認知療法は、統合失調症、うつ病、摂食障害、社交不安障害、パニック障害、PTSDなどの治療に、効果の十分な証拠があるものとされている。イギリスの国営医療サービス（NHS）で採用する治療法を奨励する政府機関（NICE）は、認知療法を有益な精神疾患の治療法として認め、それを専門に施行できる臨床心理士育成に巨額の財政も投じている。結果として、投薬治療より再発も少なく、経済コストも削減されるものと見込まれている。まさに、エビデンスの効果である。企業や国家行政など費用を負担する側に対し、支援の内容が見えやすいこと、費用対効果がよいことなどは、説得性を高める。国民がインフォームドコンセントを得て安心して心理療法を受ける恩恵を得たという点で、多大な功績があったといえるだろう。

▼認知療法に関する臨床現場での課題

しかし、認知療法への期待が急激に強まるなかで、課題も聞こえてくる。患者側からは認知修正を強いられていると感じることもあるという話をよく聞く。コラム法の宿題で否定的な場面を思い出すのが負担になることや、個別性への配慮が難しい集団での施行では、傷つきを感じる人もいる。認知療法の適用が適切でない事例まで性急に適用してしまい、有効に機能しないこともある。また事例が複雑で重症である場合、適用に限界を感じるという治療者の感想もよく聞かれる。理論的には、思考は情動をどこまで支配し変化させられるのか、クライエントの求めは悪い気分から良い気分への移行という単純な変化だけなのか、エビデンスの得られにくい無意識や言語で表現しつくせない思い、自己の内面の深淵に関わる援助にやや無関心ではないかという議論もある。

▼多軸・多次元でみたクライエント

うつ病で休職中の事例では、内因性の要素が強い事例、性格要因による葛藤、職務上の適性、職場では全く語られない生育や家族問題などを複合的に抱えている事例がほとんどである。重責による過労、ストレスだけが原因の事例は比較的早くに復帰されるように思える。家族の疾患、発達障害、介護問題、経済問題、夫婦関係、その方の知性や教育歴、生育歴、通勤環境、身体疾患などもろもろの要因が多軸で関わり、生活上の負担は、当事者にしかわからないことである。表面上見える問題だけではない。例えば家族のうつ理解についても、わずかな変化にもよく気づき休むことを奨励する理解ある企業や家庭の風土が、従業員を安定させることもあれば、復職をむずかしくすることもある。あらゆる家族・企業の文化が、あらゆる意味を添えて休職者の負担になっているのが現実である。

認知療法でも、初回面接とケースフォーミュレーションを重要視している。もし認知療法を指定して依頼をされたとしても、来談者は認知療法への期待が強いが、内容を知らないことがほとんどである。すぐに導入することは避け、初回面接では傾聴に徹し、信頼関係の構築とともに、多軸・多次元でみた事例の緻密なアセスメントを行なう。そして、どこで認知療法を用い、他にどのような支援が必要かを冷静に緻密に検討し、来談者と話し合いながら適切な介入を行ない、進めていくことが大切ではないだろうか。

▼「治療」ではない関わり

最近は、古典的なうつ病は減少し、軽症の非定型的なうつ病が増加しているといわれる。内因性か、性格・心理的レベルかで、重症かどうかが決まるわけでもないようである。今のEAPの相談現場での「職場のうつ」とは、もはや「うつ病」というより、自信と現実の狭間で抱えることになった「生きづらさ」の総称である。多くの来談者は、症状の消失や治癒だけを求めているわけではない。言語で表現しつくせない思いを受け止める、孤独を癒す、現実を受け入れていくことに寄り添う、可能性を引き出す、適性を考える、家族・職場環境を調整する、投薬治療や産業医・精神科医との関係を安定させる、生活にリズムと彩りを回復するといったことが話題となる。たとえ問題や疾患があったとしても、疲れが回復し、自信を取り戻して、ほどよいところで体調も気力も整うと、仕事の意義を見出され復職へむかう。しかし、これが疾患の治癒や寛解の時期と必ずしも一致するわけではない。

内因性の疾患で、カウンセリングを非常にうまく「杖」のように使われる方もいる。日常の感動を報告し、感想を語り合うだけだが、「うつのことばかり考えなくなった」と言う。あるいは、極めて有能で期待される方が、家庭や職場で人に言えない複雑な事情を抱え、ほどよい力の入れ加減を、時間をかけて自分で見つけられることも多い。生育の過程でやり残したことがある方のなかには、趣味や業務、資格などで課題として残された挑戦と達成を実現される方もある。夫婦間で本音を言い合い、気持ちが落ち着かれた方もあったが、生育や家族の問題に、いい意味で「ふんぎり」をつけられて復職される方も少なくない。このように、認知療法以外の要素でかなりの改善がみられることもあり、全体として復職支援には、認知療法の適用でない事例がとても多いように思える。科学的に実証されにくい援助こそ、役に立つことがあるのではないだろうか。

▼カウンセラーが個別に寄り添うこと

認知療法の施行には、留意したい点もある。認知の偏りを日記形式で取り上げ修正していく「コラム法」を家で一人でやることは、性格改善に積極的な問題解決思考が強い方には、比較的好まれるようである。しかし、まだ状態のよくないなかでは、「辛い場面ばかりを思い出した」「疲れていたので」などと言われ、やがてやめていく方は少なくない。一日の終わりは、せめて気持ちよいことを思い出して眠りに就きたいものであろう。

また、集団で認知療法を実施することには、「自分自身が否定されたように感じた」「日常生活で活用できるか自信がない」などという感想も聞かれる。集団療法は高い費用対効果が見込まれるが、その方に必ずしも必要とされて実施されるわけでなく、認知修正を強要されたような感情を抱かれやすい。施行には、個別の細心の配慮も求められる。

たとえ変化を望む来談者だとしても、カウンセラーとの共同作業で課題を共有し、両者が納得しながら進行しているのかもしれない。その時の表情や感想から適用に無理がないか、必要とされているかを柔軟に判断し、プログラムを正確に遂行することにこだわりすぎなくともよいのではないだろうか。個人に寄り添い、その方にあったやり方を話し合うことで、来談者にも、アイデアを出す主体的な意欲や楽しみが出てくるようである。職場復帰プログラムも、すでにその分野のエキスパートである場合や、参加の必要がない内容であれば、その希望を伝えるように勧めると、「安心した」と言われることもある。プログラムの遂行が優先され、職業人としての自尊心を傷つけることがないように留意したいものである。

▼適応的な認知を活かす

認知療法は、認知の修正というよりも、「認知を受け入れる」ものであることは、近年さまざまなところで述べられている。抱えていくには辛い考え方にカウンセラーと事実に照らし合わせながら少しずつ気づき、変化させても支障がないこと、そのほうが楽になれることを受け入れていくことであろう。カウンセラーが来談者を、考え方の修正が必要な人とみなし、修正が必要と伝える、といった一方通行の関係ではないのであろう。

また、たとえうつでも、「活動を否定されるとかえって気力をなくす」と言われることがある。カウンセラーは、来談者のあらゆる能力や感性に気づき、日々の様子に心を寄せることで、認知の修正と適応的な認知が統合されていくように思う。家族の闘病を支えたこと、職場で人の話を聴く力、近所や親戚づきあいのうまさ、音楽や文学、趣味などでみせる感性、面接に来るときのファッションや切り返しの鋭いジョークなど、面接で話題となったあらゆる力のなかに、これからを生きる適応的な思考をみることができる。多次元の課題を網羅するトータル力をのばすためには、新しく受け入れた認知だけでなく、本来の来談者の適応的な認知をいかにのばし生かしていけるかも、同時に重要になるであろう。

▼おわりに

わが国での認知療法は、アーロン・ベックやアルバート・エリスの影響を受けてマニュアル化されたプログラムの適応が奨励されてきており、初めにそれに接する人も多い。しかし認知療法の提唱者や日本で広めた医師の書物をよく読むと、あらゆる心理療法に通底する援助の基本となるものを重要視していることに気づかされる。このことは、エビデンスが得られにくい援助や家族への介入などがいかに重要かを物語っている。また新たな視点を取り入れ、認知ナラティヴ療法、マインドフルネス認知療法など、認知療法自体もさらに有益に柔軟に変化してきている。これらは、次世代にむけて、心理的援助を統合し、体系づけるものとして期待されるであろう。

注目の認知療法だが、かつてのSSRIの代用として乱用されることがないように、また投薬の不安をいたずらに抱かせないように留意したい。今こそ冷静に状況を見極め、その有益性を、十分に臨床で還元させていくものでありたい。我々の援助が、あらゆる可能性を最大限に生かすものであるように、一方では時代や個別性に合わせ、柔軟に変化を受け入れ、同時に普遍的な援助の在り方を模索していくことを忘れてはならないであろう。

▼文献

アーロン・T・ベック［坂野雄二＝監訳］(1992)『うつの認知療法——精神療法の新しい発展』岩崎学術出版社

マイケル・ブルック＋フランク・W・ボンド［下山晴彦＝編訳］(2006)『認知行動療法ケースフォーミュレーション入門』金剛出版

マイケル・J・マホーニー＝編［根建金男、菅村玄二、勝倉りえこ＝監訳］(2008)『認知行動療法と構成主義心理療法——理論・研究そして実践』金剛出版

埜崎健治(2010)「ストレスケア病棟における就労・復職支援プログラム「仕事塾」の実践」『精神科看護』37-3

大野 裕(1990)『「うつ」を生かす——うつ病の認知療法』星和書店

仙波純一ほか(2009)『精神科治療学』24-1（［特集］改めてうつ病中核群を問う）

下山晴彦(2010)「認知療法の治療作用——その今日的特性」『精神療法』36-1

8 うつと摂食障害——武田 綾

臨床場面で遭遇する摂食障害は、そのすべてと言っても過言ではないほど抑うつ状態を伴う。これらの疾患の関連性に関する疫学研究の多さが、古くからのその傾向を物語っていると言えよう。

摂食障害とは、心理的な躓きが、体重や体型への強いこだわりや食行動の問題として表面化する疾患である。強い肥満恐怖や「やせ」願望のために食べ物の摂取を拒んだり、食べた後の体重増加の恐怖から食べた物を自分で嘔吐したり、規定使用量を大幅に越えた量の下剤を用いて意図的に排出したりして、極端にやせた体型を維持し続ける拒食症と、短時間に大量の食べ物を摂取しては先と同様の排出行為を行うも、それほど目立った「やせ」を呈さない過食症とがある。

過食症は、自分の食欲に翻弄されてしまう無力感、そこから生じる体重増加に対する抵抗感、不自然な排出行為を行っていることへの強い嫌悪感から、罪悪感、自己嫌悪、無気力という心理的な低迷をもたらすことで抑うつ状態に陥る。しかし拒食症の場合も抑うつ状態を伴う。拒食によって体重が激減していく最初の時期は気持ちも高揚した状態だが、その時期を越えると拒食に伴う低体重と低栄養の影響で、無気力、強迫観念、感情の喪失状態に変化する。さらに体力低下で不眠も出現し、よりいっそう気分は低迷する。

このように当初、摂食障害のうつ状態は症状に伴って引き起こされるもので、摂食障害の改善とともにこれらは消失すると考えられてきた。ところが症状改善後もうつ状態、あるいはうつ病が残遺したり、改善後に発症したりする症例が多いことが調査によって明らかになった。すなわち、摂食障害の経過で見られるうつ状態と、症状が改善してから表面化するうつ状態とが存在するというわけである。後者の場合は通常のうつ病と同様と考えられており、摂食障害の症状はごく軽く残る程度で、治療内容は次第に薬物療法を中心としたうつ病の治療に推移する。しかし先にも述べたように、摂食障害に付随した症状の一部、つまり食行動を中心としたさまざまな問題行動の結果としての抑うつ状態はこうはいかない。そもそも当初から摂食障害の薬物療法は補助的な治療に過ぎないと言われていたが、臨床場面で彼女らにほとほとくたびれ果てていた我々専門家は、「夢の抗うつ薬」と一世を風靡したSSRIやSNRIの登場に、実は密かに期待を寄せていた。しかし劇的な効果が発揮されなかったばかりか、これらの薬剤の副作用として焦燥感や衝動性が伴うことや、最近では退薬時に離脱症状があることなど、予想外の問題の出現にその期待は一瞬にして儚く消えてしまった。したがって、不適切な問題行動の除去と根本的な心理的問題の解決を図る、さまざまな精神療法を地道に続けていくことが、やはり摂食障害の治療の中心に落ち着くのである。

しかしうつ状態での思考活動の低下は、回復への意欲や精神療法への導入意欲を削ぐ。さらに疾患への理解も大きな鍵となるので疾患教育も重要だが、うつ状態では注意集中力が乏しく、記憶力の低下もあって、記憶の維持にも難が生じる。したがって、まずは、うつ状態の引金となる問題行動を止める、あるいは少なくとも軽減させるといった治療を導入し、うつ状態の改善を図ることに着手する。ところが彼女らは過食し、嘔吐し下剤をかけ、やせることを目指して絶食をし、その反動でまた過食をするといった一連の行動パターンを続けながら、「つらい……」「こんなに食べて太るなら死にたい……」と訴える。あるいは「これ以上やせようとは思わない」と言いつつ、実際にはその体重は維持できずどんどんやせ続けて、生命の危機に晒されては強制的な入院を繰り返している症例も少なくない。つまり、こうした強い肥満恐怖と痩身願望は、彼女らのうつ状態や摂食障害から本質的に回復しようとする気持ちよりもずっと勝っているのである。

さまざまなメディアで取り上げられる機会が増えるにつれて、摂食障害の体型や食行動の特徴はずいぶん周知されるようになったが、それでもやせ細った摂食障害者の独特な体型や症状の凄まじさやその常軌を逸した行動には未だに驚かされる。しかし最も彼女らに驚愕させられるのは、そういった低体重や症状だけではなく、それらを維持するための生活が日常からあまりにもかけ離れてしまっていることであろう。実は朝の起床時から夜就寝するまでのほとんどの時間、彼女らの思考や行動のほぼ全ては、この症状を行うためだけに費やされている。しかもそれに伴う時間、体力、経済、社会的なリスクや苦痛はもう何年にもわたる。そして、それと同等かあるいはそれ以上のものを家族や周囲が強いられているにもかかわらず、それでも彼女らは生活を変えようとはしない。ただひたすら「やせる」という表面的な欲求を叶えることに没頭し続けているのである。だからどれほど現状の苦痛を訴えようとも、先のような行動を続けている限り、時間も対人関係も何もかも犠牲にしてもなお、彼女らが自分の思いを最優先することを厭わないように我々には見えるのである。そうした常識や時間的観念を無視できる感覚が、妥協と後退を重ねて日々を生きる我々の日常とはあまりにもかけ離れており、その非日常の中にずっと居続けられる彼女らの存在そのものに驚愕させられるのである。

かつて売り出しの際に「食べたい！　でも痩せたい！」とうたい、その後死者を出すに至って発売禁止となったダイエット食品があった。その事件が示したとおり、まさに食べたいだけ食べて、それでいて運動もせずスリムな体型を維持し続けることなど不可能な幻想だと常識的に考えれば誰でもわかる。ところが彼女らはそうは思っていない。かつては自らの手で全て叶えてきた時期を体験しているため、それらを幻想ではなく現実と認識しているからである。摂食障害の病前性格を表現する「強迫的」「完全主義」「真面目で優秀ないい子」を貫いたパーフェクトな歴史と手応えを信じているからである。

思春期を越える時に遭遇する大人の社会は、

幼少期と違い、物事が全て上手く運ばないことのほうが多い。不本意さや矛盾を抱えながらも妥協せざるを得ない現実は、それほどきれいでも輝かしくもなく、それが淡々と繰り返されるということ、そしてあれほど希望と負担に満ち溢れた自分自身も、さほど特殊な人間ではないことにも気付く時代である。これが幼児の幻想時代の終焉である。その代わり、現実的で平凡な中に、誰も代われない貴重な存在であるという新たな大人の自分に出会うための時間につながっていくのもこの時代である。その葛藤を越えて日常が回るのである。

ところが先のような体験しかない彼女らにはこれらの変化を受け入れる術がない。本来はここでその挫折と葛藤で抑うつに陥り、現実に向き合って受け入れるプロセスを踏むべきである。ところが焦った彼女らは、ダイエットに没頭することでこの方向転換に伴う自らの抑うつを否認し、結果的にまだ幻想と非日常を続けることを選ぶ。つまりこの時期の乗り越え方を間違えてしまったわけだ。だから本来の抑うつを体験する必要がある。あのやせた身体も抑えられた食欲も、最後にすがった幻想でしかなく、自身がもっと俗世的で平凡な人間であることに向き合う体験が重要なのである。その事実を知るには、考えられない脳になる、やせるための行為を続けていてはいけない。症状でうつ状態になっていては本当の回復の作業ができない。多くの摂食障害者が臨床で「うつっぽい」と訴える内容のほとんどは、幻想を手放すプロセスでの苦しみや悲しみではなく、こうした低栄養の飢餓状態に伴うものか、あるいは肥満恐怖と「やせ」願望という表層的なものである。ずっと幻想の中に居続けるために彼女らが用いる隠れ蓑である。

今「新型うつ病」が取り沙汰されているが、薬の効かない摂食障害のうつ状態は、症状を見ているとそれに酷似する。つまりは心の未熟さの問題である。アルコール依存症や薬物依存症の患者はいかなる理由があっても、断酒、クリーン（薬物をやめ続けること）を促される。クリーンだからこそ自分に向き合え、その自分を支える術を模索し獲得できるのである。したがって摂食障害も症状を続けている以上、大人になるための前向きな悶えや葛藤には決してつながらないように思う。これから通過していくうつ状態は、彼女らのかつての生活の中心にあって、ずっと何年も守り通してきた絶対的な価値観が崩れることから生じる喪失体験である。喪失体験のその先に、これまで見ていなかった新たな自分が見える。そこにしっかりと立てた時、摂食障害の真の回復は始まるのだと思う。

9 うつと付き合うためのマネー講座——吹田朝子

お金の相談というと、数字ばかり扱っているような印象があるかもしれませんが、実は大事なのは、ご本人が自分らしくお金を使ったり管理できるようにすることです。先日お会いしたうつの方とご家族の家計相談では、家計の今後の推移をシミュレーションしながら、生き方について語り合い、最後はご本人が「全方位に対していい人にならなくていいんですよね！」と笑って帰宅されました。

うつを発症してから不安になって、お金を使うのが怖くなってしまったという声もよく聞きます。でも、お金は人生を生きるための手段にすぎません。自分らしく生きるためにお金があると思って、もっと自分のやりたいことや好きなことにお金を使ってもいい！周囲に気を遣いすぎなくていい！そんなふうに私は思います。

ファイナンシャルプランナーとしていろいろな家計を拝見して一八年経つ今、本人が自分を大事にして自分らしく行動を起こしていると、

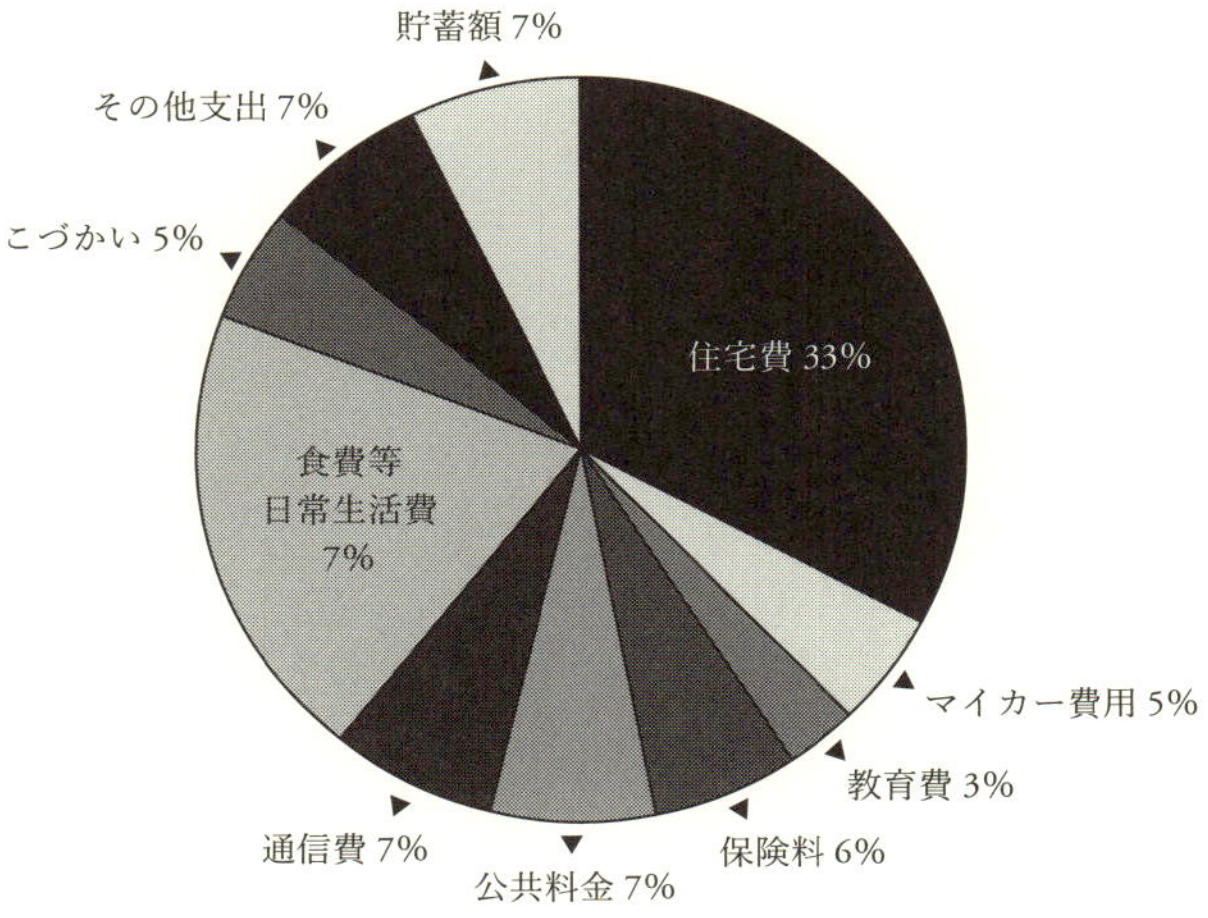

図　支出割合の例

外の情報や体裁に振り回されることが減って、自分サイズのお金の管理ができるようになって、自然とストレスが減るように感じるのです。

▼人と比べない自分サイズの家計（その１）
うつ病で休職・退職したときも慌てないために

うつと付き合っていこうと考えているご家庭では、すでに他人の家計と比べることは減ってきていると思いますが、当初は、他人の家計がとても気になる方も多かったのではないでしょうか？　ここでは、まず標準的な家計の支出割合を例にしますが、次のようなことを押さえておくことがとても大事です（支出割合の図を参照）。

●自分の家計の毎月の固定的支出はいくらか？

●固定的支出項目の合計が、今の手取り収入の何割を占めているか？

固定的支出は、生活していく上で、毎月一定額ずつ引き落とされてしまう支出のことで、家賃や住宅ローンなどの住宅費、車のローンや駐車場代、保険料、公共料金などを指しています。図の割合はあくまで一つの例で、ご自身の生活スタイルで、「このくらいが自分らしい！」という水準を見つけられたら素晴らしいと思います。

そして、収入の変動に耐えられるようなやりくりのコツとしては、**固定的支出が通常の収入の五割は超えないようにすること**が大事といえます。最近は、一般的な世帯でも収入が急に減ったという方が増えていますが、うつの方も、多少の収入変動や休職などにも耐えられるポイントとして、固定的支出の割合には注意していただきたいと思います。

また、うつで退職された場合、状況によっては労災が適用されることも増えてきたそうですが、雇用保険の失業給付の手続きをとりつつ、生活を維持していくためには、**普段から予備資金として生活費の半年分～一年分は準備**しておくことをオススメしています。

▼人と比べない自分サイズの家計（その2）
「事前の保険の加入」のポイント

前述の家計支出では、固定的支出として保険料も含めていますが、保険は、死亡や高度障害状態など万一の状況になって保険会社の条件をクリアしたときに、約束した保険金や給付金を受け取れるもの。予備資金が十分にないときほど、保険料負担の少ない掛け捨ての保険で準備しておくことが大事になります。

大事なのは、万一の際に家族がどうなるのか、どんな生活を維持したいのかを家族で何回もちょっとずつでいいから話し合うこと。そうしてお互いが大切な存在ということをわかって、今後も安心して生活できるために必要な保険を考え、収入の一割以内の保険料負担を目安にすれば、あまり無理せずに続けられると思います。

うつになってからですと、状況に応じて入れる医療・がん保険もあるようですが、薬を飲んでいると契約が厳しくなる商品が多いので、できるだけ健康状態の良いうちに選択肢の多いなかから加入できるようにしておきたいですよね。保険は、審査基準が会社ごと、商品ごとに異なってくるので、各社の基準に詳しい総合保険代理店に相談するのがスムーズでしょう。保険のみに頼らず、保険料負担も無理なく続けられる程度にして、貯蓄と並行することがバランスの良い準備になります。

▼「みんな違って、みんないい!」
自己診断で自分に合ったお金の管理をしよう!

ここまで、家計のイメージや道具としての保険について触れましたが、お金は私たちの価値観や幸せと感じるツボに合わせて付き合っていくものだと思います。以下では、一人一人の価値観に違いがあることを知って、自分のタイプを理解し、その上で、幸せを感じるためのお金

あなたの価値観がわかる！「自己診断チェック」

各質問に対して A ～ C のどれが最も多くあてはまりますか？

	A		B		C	
質問1	買い物は、雑誌やネットなど幅広く情報を集めて比較するのが好き		お店を探す際、リアルな経験談や実績、口コミが大事で、よくチェックする		旅行は細かいスケジュールや予算よりも、その場の雰囲気や気持ちが大事	
質問2	やる前になぜやるのか、理由や目的が知りたくなる		やってみなくちゃわからないから、とりあえずやろうと思う		新しいことや初めてのこともやってみたくなる	
質問3	結果を見ても、その原因や理由がわかると落ち着く		一歩一歩途中のプロセスがわかると落ち着く		シンプルが一番、理由や根拠や細かいデータは気にしない	
質問4	壁にぶつかった際、努力や根性よりも、合理的な解決法を探したい		壁にぶつかったら、努力や根性で乗り越えるのが好き		壁にぶつかっても、思いつきや誰もやったことのない対策で乗り越えたい	
質問5	物事をコストパフォーマンス面で効率的に進めたい		成功するまでじっくり時間をかけることもいとわない		その場の勢いで行動も早いが、長続きしない傾向もある	
質問6	「個性的」「変わっている」と言われて嫌な気はしない		多少「頑固者」だが、「一貫性」があると思う		「自由人」「お調子者」と言われて、そうだと思う	
質問7	将来をシミュレーションしたり目標を立てるのが好き		地道な過去の経験や思い出を大事にしている		長期的なことより、今目の前の勝負事に強い	
質問8	これからやることをアレコレ考えるのが好き		困った人を見ると放っておけない		妄想好きで、ひらめき、アイデアが豊富	
質問9	何度も同じことを言うのはイライラする		言ったことを行動に移さない人は好きになれない		いちいち言わないとわからない人はイライラする	
質問10	小さいころから、算数や数学が好き		小さいころから歴史や地理が好き		小さいころから体育、音楽、美術が好き	

の管理や使い方の参考になるようにまとめてみました。これも私が今までお会いしてきた方たちの反応から傾向として感じてきた部分ですが、皆さんが、ストレスを感じないでお金の管理ができるよう、このコーナーが少しでも参考になればと思います。まず「自己診断チェック」をやってみてください。

いかがでしたでしょうか？　実際にやっていただいた方のなかでも、「自分と違う答えの人がいるのか！」と驚かれる方もいますが、実は、夫婦・家族や友人でも、考える視点や行動の根底にあるものが全然違うという場合がほとんどです。その違いを知っていることで、お互いを理解できて、物事を進める際もより楽になってくると思います。

では、三つのタイプごとに、考え方の違いと、お金に関するアクションプランのポイントを整理してみましょう。

■Aに○が多くついた方→あなたは「未来志向派」

ご相談にいらした際に、「将来のため」「今これをしておけば、将来楽になりそう」「漠然とではなく、数字で原因と将来像を見せてもらえるとスッキリする」といった声をよく聞きます。つまり、このタイプの方は、過去よりも今のことよりも、「未来」に興味が向く未来志向派といえるでしょう。

車に例えるなら、「ハンドル」「カーナビ」的な役割が似合うタイプです。自分のオリジナリティを大切にしているので、不調なときは、静かな自分の世界を大事に見守ってあげるといいようです。

お金の管理などあなたに向いている具体的なプランは

●ネットなどで情報を幅広く入手して比較検討して選ぶタイプなので、金融商品も他人からの単なる勧めではなく、自分で選ばないと後で後悔してしまいます。途中で、はっきりと自分で選びたいと言っていいでしょう。

●お金は、ただ貯め込むのではなく、好きなジャンルや分野に回して、自分が決めた予算のなかで使えるようにすると、生き生きしてくるでしょう。

●家計簿は、細かい記録をすることよりも、目的から予算を立ててそのための積立プランを立てる管理ツールが向いているでしょう。

●マイホームは、持ち家にこだわらず、自分の個性やオリジナリティを発揮できる空間が幸せのツボ。

●「いいプランだね」とほめてあげると、とっても嬉しく感じる傾向が大です。根拠をもとに論理的に考える傾向があるので、ほめる理由もつけられるとより行動しやすくなるでしょう。

■Bに○が多くついた方→あなたは「実績重視派」

このタイプの方は、相談にいらした際、「今までこういうことをやってきた」「これからのことは、今までとは違うから不安」「親や先輩からこう言われたが、どうでしょうか?」というように、過去のことをベースに、親や先輩の経験値も参考にしながら、自分のことを考える方が多いようです。つまり、実績重視派で、選ぶ基準は経験がベースとも言えるでしょう。

車に例えると、一つひとつ着実に前進する、まさに「タイヤ」の役割と言える人たちです。

真面目で堅実なので、新しい分野や一足飛びな飛躍は好まず、時間がかかることに焦りを感じてしまうかもしれません。でも、ゆっくりが良いのです。今までの経験の延長線上で、一つ一つプロセスを大事にしながら進み、効率性よりもゆっくり着実に進展できるようなプランを立てることが大切です。一方、必要を実感して一度行動しはじめたら、ちょっとのことでは諦めない強さをもっているので、小さく始めて徐々に育てる継続的なプランが合っているでしょう。

お金の管理などあなたに向いている具体的なプランは

- 伝統や実績のある金融機関で担当者など顔の見える金融商品を選ぶほうが安心。
- 積立や貯蓄をするのがとても向いています。コツコツと家計簿をつけるのも上手。途中のがんばりが目に見えるように、貯蓄額のグラフを作ってみたり、家族に報告するとモチベーションにもつながります。
- 目に見える形で、体を張って仕事をし、汗水流して働いて得るお金に価値を見出すところがあります。金額の過多は問わず、ねぎらいの声をかけてあげると喜ぶでしょう。
- マイホームは、長く安定して住める空間として、とても重要。建て替えや引越でも、柱や家具など今までの自分の足跡や思い出を感じられるものを引き継げると安心します。

●「今までよくがんばったね」「ここまでよくやったね」と過去にやったことをほめてあげると、喜びもひとしおの人たちです。

■Cに○が多くついた方→あなたは「直感印象派」

このタイプの方は、相談にいらした際、「ピンときた」「他のファイナンシャル・プランナーさんにも聞いてみたが、何となく合わなかったから、こちらでも聞いてみたい」「直感で選んだ」といった言葉をよく口にします。自分の感性を大事にしていて、細かいことはあまりこだわらず、さっと判断して行動に移せる行動力は抜群です！　つまり、一瞬一瞬の直感や、何より「やりたい！」と思う気持ちを大事にしている人たちと言えるでしょう。

車に例えるなら、その瞬間の原動力、パワーの源、「エンジン」に相当する人たちです。

この「エンジン型」の人は、理由や根拠、経験値などにこだわらず、気持ちで行動していく迅速さが強み。ただ、熱しやすく冷めやすいため、長続きしない傾向もあります。また、直感やひらめきがとても優れている分、心もピュアで傷つきやすいので、多少ナイーブに見えることもあるでしょう。面倒くさがり屋で、複雑なことはヤル気が出ないこともあります。お金のことは自分一人でやるのではなく、誰かに頼める環境をもつことが大事です。そのためには自分が思ったことを表現したり理解しあえる関係を築いていくことが大切です。

お金の管理などあなたに向いている具体的なプランは

●自分の直感や今の気持ちを大事にすることから、お金については、いわゆるギャンブルも好きな人が多いでしょう。当たるのも大きいですが、失うのも大きいので要注意。

●欲が出ると自分の直感が鈍くなってしまうので、お金の管理は家族や第三者など他人に任せたほうが安心です。遠慮なく役割分担するといいでしょう。

●衝動買いもしやすいのですが、直感を活かせる手段として、ある程度は認めてあげていいでしょう。

●家計簿は長続きしない人も多いので、続けるためには、シンプルにして、途中のご褒美など楽しみをつくっていくとよさそうです。

●マイホームは、リラックスして自分の気持ちが落ち着く空間や距離感が大切です。

●先見の明があり、目標にロックオンできたときのパワーはすごいものがあるので、その時その時を根拠なしで「すごい！」「いいセンスしているね！」などとほめてあげると、活き活きとしてくるでしょう。

▼最後に――コミュニケーション上手はお金の管理も上手

以上、自分らしいお金の使い方・管理法にフォーカスしてみましたが、お金に困らない人たちには、ある共通ポイントがあります。それは、「家族のコミュニケーションができていること」です。どんなにお金があっても不仲ではお金も逃げていき、ストレス過多になってしまいます。一方、お互いの理解が進み、家族のコミュニケーションがうまくいっていれば、お金の管理もスムーズになり、いろいろな不安が解消することにつながると思うのです。うつは、自分に向き合うきっかけをくれて、家族が仲良くなるきっかけとも言えるのではないでしょうか？　ぜひ皆さんも、自分も仲間も大切にすることを再確認していただければと思います。

10　苦しみの後に続く未来があると知っていたら、どんなに救われただろう――砂田くにえ

以前、うつの家族としての体験を一〇〇名以上の方の前で聞いていただいたことがあります。会場となった大学の入り口には、大きくて立派な看板が立ててあり、それを見た途端、責任と緊張で、始まるまでの時間、手が冷たくて仕方がありませんでしたが、始まると皆さんとても熱心に聞いて下さって、質問も活発に出て、あっという間のことにさえ感じられました。

お役に立てて良かった、とホッとして控室に戻ろうとした途中、「ちょっと話を聞いてもらえませんか？」と一人の女性に声をかけられました。

「私はうつになって働けなくなり今は家で療養しているのだけれど、ご飯の支度も掃除も何もできなくなって寝ているのも辛いんです。私の代わりにこの子が家のことをやってくれているんですが、この子も疲れきってしまっていて、どうしたらいいのか判らなくて。この講演会も申し込んだら、もう定員一杯でキャンセル待ち

だと言われたけれど、どうしても話が聞きたくてやってきたところ、キャンセルが出てこの子と一緒に参加することができました」と、女性は追い詰められた様子で話して下さいました。

色白のお子さんが、お母さんの後ろに隠れるようにして、しがみついていました。その女の子は、表情が強張っていて、「女の子さんですか?」と思わず尋ねてしまった程でした。

その里紗ちゃんに尋ねると、まだ一〇歳だというのにお母さんに代わってご飯の支度も家のこともしているので、あまりお友達と遊ぶ時間がなくて、と話してくれました。

お母さんは、「仕事も辞めなくてはいけなくなってしまい、この子がいなかったら消えていなくなりたいけれど、この子を置いてそれもできなくて苦しい。入院するように言われているけれど、里紗を家に一人置いて、私が入院する訳にもいかないし、どうしたらいいのか判らなくて、今日は二人でどうしても来たかったので、来られて本当に良かった」と話して下さいました。

その話を聞いて、夫がうつで家で療養している時の、私自身が一番大変な時のことを思い出していました。大人の私でも先が見えず、本当に不安で仕方なかったのに、この一〇歳の里紗ちゃんが一人でお母さんを助けていると想像しただけで、涙が出てきてしまい、思わず「頑張っていて偉いね」と抱きしめてしまいました。里紗ちゃんも、我慢していたものが一気に込み上げてきてしまったようで、泣きじゃくりだしました。

お母さんの気持ちも、里紗ちゃんの不安で仕方のない気持ちもとても良く判るのに、一体何ができるだろうか、と力の無さに情けなくなりました。

この子さえいなかったら消えてしまいたい、と何度も言うお母さんに、里紗ちゃんが一生懸命お母さんの看病をしているのだから、絶対に死なないって約束してね、と伝えました。そして連絡をしておくので、月曜日に必ず保健所を訪ねて下さいね、と約束をしてもらいました。

後はただお母さんの背中をさすって、里紗ちゃんの手を握ることしかできなかったのですが、次第にお母さんが落ち着いて下さって少し安心しました。

何もして差し上げられなくてごめんなさいね。この新しいうつの本、私のメモが書いてあったりするけれど、良かったら読んで参考にしてもらえませんか、とお渡ししようとすると、いただく訳にはいきません、自分で買いますからいいですと、頑なに私に返そうとなさいました。

お母さんは、私は今まで人に甘えたことなんてないし、そんなことできない、と泣きながら何度もおっしゃいました。

私も以前はそうだったのよ、だからすごく気持ちが良くわかるのだけれど、今は甘えられる人には甘えて、早く良くなりましょうよ。そして良くなったら、今度は誰かを助けてあげる、そういうことで良いのではないかしら？　と伝えました。

私たちの立ち話をそばで聞いていた主催者の方が、講演会場に活けてあったお花を、これ今朝家から摘んできた花なので、良かったらお家に飾って下さい、と花束にしてお母さんに差し上げようとしたら、また、こんなきれいなお花頂けません、とどうしても受け取って下さらないのです。

お母さんと里紗ちゃんが元気になってほしくて何か力になりたいのよ、その気持ちだからもらってね、と言うと、今度は「判りました」と嬉しそうに受け取って下さいました。そして、また必ず会いましょう、と言ってお別れしました。

里紗ちゃんは、私のお知り合いの中で一番若いうつのご家族の一人です。ごく普通の一〇歳のお子さんのように、くったくのない笑顔になれるように、お母さんには早く回復してもらいたい、そう思わずにはいられませんでした。

大好きなお母さんの具合が心配で仕方ない、里紗ちゃんのような子供さん、きっと他にもたくさんいらっしゃるのでしょう。小さな子供さんにはこんな辛い思いを味わわせたくない、とうつのご家族を支えることの必要性をさらに感じながら、会場を後にしました。

うつのご本人もお辛いでしょう、かつての私も、うつの時は本当にそうでした。でもそのご家族もいつになったら良くなるのだろうか？　一体本当に良くなるのだろうか？　どうしたら早く良くなるのだろうか？　そんな思いを抱えて不安と心配で疲れきっていらっしゃいます。

私の父は、パーキンソン病で入院中、私が良かれと思ってあげたスプーン一さじのヨーグルトが誤って肺に入ってしまい、それが原因で意識不明の後亡くなりました。父が亡くなった後、自分を責め、看病疲れと喪失感、そして誰も家族がいなくなってしまった、という思いから体調を崩し、精神科に通い出しました。

だいぶ症状が安定してきた頃に、夫と知り合い、一年後に結婚しました。しばらく専業主婦をしながら治療に専念して早く治そう、と思っていたところ、夫の勤めていた会社は業績がだんだんと悪くなり、結婚して一年もしない内に倒産しました。それまでは、倒産はテレビや映画の中に出てくることのように思っていられた程、一人娘で経済的困難に直面したことがなかったので、倒産が突然我が身に降りかかり、これからどうなっていくのか不安で一杯になりました。

そしていつまでも不安がっていても仕方ない、どうにかしていくしかない、と思いはじめた矢先、ある朝夫が倒産後の残務処理を片付けに出かける用意をしてテレビの前でネクタイを結ぼうとしていると、いつもやっていることなのに、何度やっても結べず、そのままテレビの前から立ち上がれなくなってしまいました。

この何週間かの仕事の大変さを見ていたので、疲れている様子には気が付いていましたが、どうも様子がおかしく、夫も病気になってしまっては大変だと、すぐに私が通っている精神科に行こうと勧め、一緒に精神科を尋ねると、医師からは、過労から来るうつだと言われました。

その日から夫がごく普通の生活ができるまでに、七年以上かかりました。

この間、二人で通院している期間が二年ほどありました。収入がないので、夫の実家に助けてもらい、私の父が残してくれた蓄えを生活費に充てていました。経済的な面では、助けてもらうことができて本当に恵まれていたと思います。

それでも何をするにも我慢ばかりの生活になってしまい、新婚生活なんて言える時期はありませんでしたが、それでも、二人して通院していた時は、同志のようで、その後に比べると気持ちはまだ楽でした。

その後私の方が早く回復し、働き始めると、夫婦の役割が変わりました。私も働き始めた当初は、薬の副作用で眠気が取れず、毎朝駅のホームで一五分以上も眠さと戦い、そしてその後はおなかを壊し駅のトイレに寄らないと会社までたどり着けない程だったので、家事は苦手だと言う夫が、どうにかご飯の支度を助けてくれるようになりました。

その頃の夫は、せっかくの週末も、どこにも行きたくない、体調が優れないと言っては、寝ている時間が多く、一緒に行動することが少なくなりました。家でもちょっとしたきっかけで口論になることが多くなり、それが延々と夜中過ぎまで続き、くたくたになったまま出勤したことも何度もありました。

彼は普段は私に迷惑をかけている、という思いから、いろんなことを我慢しているせいか、口論になると日ごろの我慢が一気に爆発するかのように、壁に穴が開き、椅子の脚が折れ、バケツが壊れました。思わず、もう出て行って！と口にしたこともあります。彼にとっては、「出て行く」＝「自殺」という意味でした。私は、両親を亡くしているので、死は嫌でも必ず訪れるもので、自から選ぶものではない、と自殺は考えたことがないのですが、彼は生きているのが辛いから死ぬしかない、と言っていました。

「出て行く」＝「死」だという本人を出て行かせる訳には行きません。私から出て行って！と言い出しておきながら、その後出て行くという夫を今度は、落ち着いて考え直して、とまた引き戻さなければなりませんでした。

本当にこの頃は、二人して疲れ切っていました。

この頃、私はまだカウンセリングに通っていたので、このことを何度か話したことがあります。カウンセラーからは離婚を考えたらどうか、と勧められたこともありました。

私たちの住まいは、私の両親が残してくれたものなので、私には帰る実家がありません。こんな時お里帰りができたら、どんなにいいか、と思ったこともあります。ずっと一緒にいるのは要らぬもめ事をわざわざ作るようなものでした。

いつも犬たちを診てもらっている獣医師も、彼がうつだということをご存知でした。あまり に私の様子が普段と違っていたからか、院長室に呼んでもらったことがあります。院長先生は、離婚後お一人で子供さんを育てていらっしゃいます。

院長は私の話を聞くと、離婚が悪いことだとは思わないけれど、嫌で離れるのではなく、二人での生活を卒業してから別れなさいね、とおっしゃいました。またどこかでバッタリ顔を合わせた時に、挨拶ができるような間柄でいなさいね、と聞かせて下さいました。

院長の話を伺って、一緒に楽しく暮らそう、とせっかく一緒になったのだから、もう少し二人でやっていかれるように努力してみようと思いました。

そして、彼にも今は二人とも大変な生活だけれど、せっかくこの犬たちとも家族になったのだから、幸せになれるように努力してみようよ、この子たちの最期まで、一緒に面倒をみようよ、とぶつかる度に、そして彼が出て行くと言う度に、この話をしてきました。

それでも、夫が一向に良くならずにいらいらしている時は長く続きました。お彼岸のある日、車で近くのお寺にお墓参に出かけた時のことです。

近道を見つけたと言っていつもとは違う道を行くと、何度試してもお寺とは違う道に出てしまいます。最後には思い切り蛇行を始め、一緒に乗っていた犬たちが飛び上がる程のスピードを出してぶつかりそうになりました。私は怖くて声が出ませんでした。

やっと車が止まったので、何でこんなことをするの？　と尋ねましたが、彼自身も自分がなぜこんなことをしまったのか判らないようでした。彼が落ち着くまで何も言わずに、おびえている犬たちをずっと撫で続けるだけでしたが、この時はもう一緒にいるのは駄目かもしれない、もう耐えられない、と思いました。

明らかに私のうつの時の症状とは違うのです。これはうつという病気がさせていることなのか、彼の性格なのか、薬の副作用なのかさっぱり判らなくなりました。ただ落ち着くといつもの穏やかな夫に戻るのです。全く理解できず途方にくれました。私自身がうつだった時の方がずっと楽でした。

＊

その後本当に長い時間がかかり、ここには書ききれない程の大変な目にも遭いましたが、お陰さまで夫は回復しました。ただ当時を思い返すと、後悔しきれないことがあります。

夫がだいぶ良くなってきて再就職をした時のことです。せっかく見つけた正社員の仕事なのに、職場の人間関係に悩んでいました。やめる訳にはいかないと、頑張っていましたが、出張先で気分が悪くなり、そのまま市民病院へ行くと、気を失ってしまいました。病院から私の携帯に連絡が入り、私は慌てて会社を早退し、新幹線に乗って名古屋に向かいました。それがきっかけで夫は会社を退社し、都内の大学病院へ転院しました。

初診時には私も一緒に行きましたが、教授の診察では、後ろに十数名の研修医らしい人たちが見学していました。これには大変驚きました。具合の悪い人がこんな状況の中で、初めて会う教授に話ができるものかと思いました。

その後は、彼一人でその教授の診察を受けていたのですが、君はうつではないから、すぐに仕事をしなさい、と言われたと言って傷ついた様子で帰ってきたことが幾度かありました。その頃は、私自身も、彼が激怒して物に当たったり、大声を出したりするのは病気のせいなのか、彼の性格なのか、薬の副作用からなのか、一体何のせいなのか、と判らなくなっていた時でもあったので、教授の言葉はショックでした。

ただその当時、夫は大学病院へ通うだけでも汗びっしょりでふらふらでした。どう考えてもすぐに働ける状態には見えませんでした。

それでも夫は、早く治して働かなければ、という悲痛な思いで通院していましたが、行くたびに、「すぐに働け、男だろ、おちんちん付いているんだろう」とまで言われたと、何でこんなに辛いのに判ってくれないのだろうかと。ひどく落ち込んでいました。

ある日、夫が診察を受けに待合室で待っていると受付の女性がやってきて、「教授は用事ができて、時間がなくなったので、今日は診察ができなくなりました。薬は出しますので、また改めて来て下さい」と言われた、と言って怒って帰ってきました。

何を言われても治りたい一心で、予約をして行き、待っているのに、突然診られなくなったから、と言って断られたのです。

このことがあってから、近くの病院に変えたい、と言うので、教授に紹介状を書いて欲しいとお願いしました。なかなか連絡は来ず、一〇日間程経ってから、やっと紹介状をもらって来ました。

教授のことを信頼できなくなっていた夫は、どうしても紹介状の内容を見たいと言い出しました。私はそんなことをしてもいいのだろうか、と戸惑いましたが、結局、彼は開けて内容を確認しました。

やっぱり確認して良かった、と顔色を変えて言いました。中には、殴り書きのような字で、私が読んでも事実とは明らかに違うことが書かれていました。これには、私も驚きました。この紹介状をご覧になる次の医師はどう思うだろう？　最初から色眼鏡で見るに違いないと思いました。

私がこのことを、教授を紹介してくれた、かつて私の担当だったカウンセラーに電話をかけ伝えると、封を開けるような、あなたのご主人のそういう幼いところがおかしいと言われ、教授は紹介状を書き直すことはしません、と返ってきました。

紹介状には、「この紹介状を書いている最中に紹介者であるカウンセラーの○○先生がたまたま顔を出しました。最近お父さんの財産に手を付け内諸でマンションを買ったことから不仲になっているとのことでした。これらの話がなければ単なる不安神経症の人で先生にあまり負担をかけないと思っていたのですが……」と書かれていて、事実では丸っきりありませんでした。このまま次の病院へこの紹介状を持って行ったら、初めから奥さんの父親のお金を使ってマンションを購入するような人物だという間違った目で見られなければならないばかりか、それを訂正する機会もなかった訳です。

教授に紹介状を書き直すことは頼めないと、かつての私のカウンセラーから言われて、私も夫が封を開けたのは悪いことだ、と思い込んでしまいました。その後私は夫とぶつかるのを避けるために、この件を曖昧にしてしまいましたが、新しい病院へは一私も一緒に行き、診断書の件を正直に話しました。

院長からは、一緒に来てもらって良かった、この話を聞けなかったら、今後の診療に差しさわりがあったと言われ、私は一緒に来て良かったと安堵し、私の中ではこの件は終わっていたのですが、夫の中では侮辱されたことへの怒りが収まっていませんでした。

だいぶ月日が経ち、夫は体調が良くなってから、二人の弁護士に相談に行ってくると言って、出かけました。そして一人目の弁護士からは、自分の紹介状の封を開けても何も問題がないこと、その教授とカウンセラーを訴えることもできるということを聞いて帰ってきました。

その話を聞いて、私はなぜもっと早く彼に代わって動いてあげなかったのだろうか、と申し訳なく思いました。医師やカウンセラーが間違ったことをする訳がない、と思い込み、大学病院での初診からこれまでの経緯について、夫の立場に立って、ちゃんと話を聞いていただろうか、と悔みました。

夫は大学病院にもこのことを伝えたそうですが、その教授はすでに辞めていて、連絡先は教えられないとのことでした。それでもその教授、カウンセラーに会って謝って欲しいと望めば、探し出すことができたのかもしれませんが、二人目の弁護士に、あなたの気持ちはよくわかるけれど、こんなどうしようもない奴らを相手にするのはやめておきなさい。こんなことにパワーも時間もお金も使うなら、あなたの将来にその力を向けた方がいいのではないか、と言われたのだそうです。

この当時、夫は自殺まで考え、遺書まで用意したと、後で聞かせてくれました。弁護士の話を聞いて、もういい、この件は終わりにしようと努力しているようですが、夫にとっては、いまだにこの件は一番辛い出来事で、納得が行っていないようです。

夫の一番そばにいて味方だったはずの私が、医師、カウンセラーという肩書に惑わされて、彼の話を聞いても、頭のどこかで、夫の方にも何か落ち度があったのではないか？　と思っていたことを、本当に申し訳ないことをしてしまったと心から思っています。

＊

先日、仕事に向かう夫からメールが届きました。「今東京駅に到着です。なんと始発で座って来られました。今日から四月、新たに頑張って行きましょう！　今日も楽しんで仕事してきます」。

こんなメールが読める日が来るなんて、正直なところ一パーセントも思ったことはありませんでした。七年以上もかかりましたが、こんなメールを夫が書ける日が来たなんて、本当に夢のようです。

あきらめなくて良かった、いろんな人に助けられて、ここまで頑張ってこられて本当に良かったと思います。

精神科医越智啓子先生の本の中に、こんな一節があります。

長い間看護の仕事に携わっていらした方が、越智先生に「うつ病で悩んでいます」と話された時、先生から「それは、後で役にたつわ」と言われ、大変勇気づけられたのだそうです。

この女性は、「私は、自分のうつ病は、私の人生の終着点ではなく、単なる通過点であって、後に続く未来があるというメッセージに聞こえました。こんなにうれしいことはありません。この今の苦しみは、単なる苦しみではなく、明日への糧なのだと」。それに気がついた、と書いていらっしゃいます。

私は、この一節にもっと早く出逢っていたら、こんなに二人してもがき苦しむことはなかっただろうと思います。

通過点だとは思えず、もう一生この暗やみの中から出られない、としか思えなかったので、辛くて仕方ありませんでした。

やっとこの苦しみから解放されたのだから、これから最期を迎えるまで、今までの分も取り戻すように、自分たちらしく生きた証を残したい、と心からそう思います。

11

躁うつ病からの再就職

林 彩香

自分の内面を深く見つめる半年間の治療が、最近終わった。次のステップへ進む時期になったことは嬉しい。しかし、本心では再び働くことが恐くて仕方ない。避けて通れるならば、この先働かないで済む方法はないかと考えているわたしがいる。

うつ病にかかったのは、五年前になる。初診では中程度のうつ病で、三カ月から半年で治るでしょうと言われた。最初の頃の経過はほとんど覚えていない。翌年、祖父が他界したが、この頃から感情のコントロールがきかず、怒りが爆発するようになったと思う。

その一年後、自立支援の意見書に「躁うつ病」と医師が記載しているのを見てショックを受けた。かなり前から、躁に関する薬が処方されていたので、「どうしてうつ病に使うのだろう」と疑問に思っていた。でも、医師に病名や薬について聞くことは、恐くてできなかった。持っていた本で躁うつ病に関する記述を読んでいたので、うつ病の経過とは大きな違いがあることをうっすらと知っていたからである。

躁うつ病で長期にわたり薬を服用しなければならないことや、気分が高揚するときと落ち込むときがあるなど、受け入れがたかった。

母に「どうしてわたしが病気になったの？　せめて、うつだけがよかった。躁とうつの両方と上手くやっていくなんて、わたしには無理だよ。もう勘弁してよ」「躁になったら怒りは爆発するし、うつになればいつが底かわからないし……」「わたしは、絵も描かないし、作曲もしないし、作家でもないのだから、躁うつなんていらないよ」と泣きながら何度もすがりついた。

この頃は、母に辛い気持ちを聞いてと頼み、毎晩のように二時間近く母に同じような話をしていた。他方、お酒を飲むことや煙草が好きな父に対しては、「飲みすぎだよ。周りの家族が嫌な気分にならないように飲んでよ」「煙草を吸わない人にも気を使ってよ」などと言っていた。父の行動を変えようと躍起になっていたのである。今、いろいろな治療を受けてみて、わたしの言動は父の境界に侵入し相手を変えようとするものだった、父が悪いからわたしが怒って父を正そうとしていたのだとわかるようになった。

わたしが父の境界を侵すのは父がお酒を飲んでいる夜が多かった。父の体が心配でもあったから、つい止めたらといってしまうのである。父に「お前には関係ない。そんなに嫌なら早く出て行け。お前はもう病気じゃない」と返されることもあり、取っ組み合いの喧嘩になることも何度もあった。

離職者でも認知行動療法を受けられる病院があるとわかり、それを機に転院した。そこで、初めて躁うつ病について詳しい説明を受けた。

　最初にうつ病になって三年ほど経ってから、家族と離れて過ごすことになった。規則正しい生活を送り、自分の考え方のクセを知ることができた。家族も休息がとれたようだった。主治医からは、退院後も認知行動療法を続けることが大切だと言われた。

　退院後しばらくは、規則正しい生活を送ることもできた。そして、次のステップへ進みたいと思うようになった。自分の中では、認知行動療法で取り上げるようなできごともあまりないと思っていた。再就職のために研修にでかけたり、ボランティア活動に参加することを始めた。しかし、相変わらず父と衝突していて、母だけでなくきょうだいが止めに入ることも、度々あった。

　ちょうど、この頃に軽躁状態からうつ状態に入っていった。うつ状態は約三週間続いただろうか。研修を受けた疲れもあったのか、また入院中には落ち着いていた生活も崩れ始めた。先が見えないどころか、ほぼ毎日トラブルを起こしていたと思う。母やきょうだいには「一人で暮らしたい。もう自分の怒りや感情をセーブすることは無理だから」とお願いしたが、「今のあなたの状態で一人暮らしは無理でしょう。自分で本当にできると思っているの？」と言われてトンネルから抜け出せないでいた。結局、一人暮らしとは違う形で家族と距離をおいて生活することになった。

　そこでは、最初、「認知行動療法をやってみることはできなかったの？　まだ退院してから数カ月でしょう？」「あなたの行動を認知行動療法で考えるとどうなのかな？」と言われた。

「そう言われても、簡単に認知行動療法ができれば、苦労はしません……」と心の中で反論していた。

そこでの日々のできごとやりとりを綴ったノートが、手元にある。そのときは涙したコメントややりとりも、今読み返してみると心に響いてこないものもあって不思議である。

多分、わたしがこの半年で随分変化したからだと思う。そこを出て家に戻ってから、次のステップとして集団精神療法という治療を受けた。そこでは、心身の病気に苦しんでいるのは自分だけではないことを知った。街で歩いていたら、この人がこんなに苦しい思いを抱えているとは思えない……。

集団の中で同じような目線で他の参加者のことを考えようとした経験、他の参加者からもらった助言、そして自分はこの場で受け入れられたという気持ちが嬉しかった。さらに、わたしが、ずっと爆発させて自分ではセーブできなかった怒りという感情について、気づき、考えを深めるきっかけを得られたことはとても大きな収穫だった。

わたしは、小さい頃から、父と母に甘えているきょうだいがうらやましくて仕方なかった。わたしも、両親の膝元に乗りたいけれどそのスペースはきょうだいですでに埋まっていた。その思いはずっとわたしの中にあり、過去にも冗談めかして家族に話していた。きょうだいの側からするとわたしは随分とお姉ちゃん面をしていたと言うから、わたしの誇張もあるのかもしれない。しかし、もうすこし親の庇護のもとにいたかったが、ポンと放り出されたとの思いがずっとわたしの中に渦巻いていた。その思いが怒りにつながっているとわかった。でも、その怒りをどうしたらいいのかわからなかった。怒りは自分の中にあるのだから、自分を変えることならなんとかできるのではないかと思ったが、容易なことではなかった。そのような怒りを持っている自分がさらに嫌いになっていた。

そして、父と大きな衝突をしてしまい物理的に距離をとることになった。一人暮らしを始めたのである。今では寂しさを感じることはほとんどなく、自分の空間を持つことができ落ち着いて過ごしている。家族の行動にイライラしそれを正そうとすることも、離れていればできないので、落ち着いた毎日を過ごしている。また、自分で規律ある生活を送ろうという意識も強くなった。

躁うつ病を持ちながら働くことを考えると、復職と違ってルートが少なく手探りであることや、躁とうつの悪化のサインを自分でキャッチできるか不安である。いったん離職すると、復職と異なり活用できる医療、社会資源が少ないのはなぜなのだろうか。社会から見離された気がするのはわたしだけだろうか。

わたしは何のために働くのか。生活費を稼ぐため、老後のため、働くことで得られる達成感や喜びのため、貯金がなくなるから……。どれも、もっともな理由であるが、働きたい、働かなきゃという気持ちがわいてこない。働く目的があいまいなままだと辛いときに安易に辞めてしまう気がする。歯を食いしばるときと、休むときの見極めがよくわからない。

今は再就職の前に何をするか主治医と相談している段階である。自分の関心のある分野で、少しずつ負荷をかけながらやっていきたいと思っている。自分では遅いと感じるくらいのスピードが良いのだろう。病気になる前の自分は失敗をしたくないがため、傾向を調べ対策を立てて取り組んでいた。また、他人から頼まれると断ることがなかなかできなかったり、自分の仕事が増えても人に頼めず抱え込んでいた。

病気になった頃は、病気になる前の元気な自分に戻りたいと強く願っていた。でも、今では以前の自分に戻ったら考え方のクセは変わらないままで、仕事を抱え込む自分に戻ってしまうことに気づいた。新しい自分、少しでもいいから違った考え方ができるよう訓練を続けていきたい。

職場のせいもあって病気になったと考えている面もあるのだろうか。だから再就職先はできるだけ良いところであってほしいと望むのかもしれない。完璧な職場などないのだから、まずはご縁があるところが働いていけそうなところだと思って飛び込んでみよう。失敗しない方法を考えて疲れてしまっていたが、結局人生どうにかなってきたのだから、きっとこれからもどうにかなるだろう。やはり、働くことでしか得られない充実感をもう一度あじわいたい。ここまで、書いてきて自分の気持ちがわかった。この気持ちを掘り下げて再就職につなげていきたい。

おわりに

春日武彦

うつの人から、「もっと元気が出る薬はないんですか？」と尋ねられることがしばしばある。これは医療者にとって困った質問で、なぜならそのような薬はほとんどないからだ。もしあるとしたら覚醒剤ということになってしまう。一応、賦活作用が効能に謳われている抗うつ薬もあるけれど、なかなか謳い文句のようには作用してくれない。

「上手い具合に元気が出ずに、下手をするとイライラや焦りが出てきたり、元気を通り越して躁状態（躁転）になってしまいかねないんですよ。基本的に精神科の薬は、抑えるとかバランスを取る方向に働き掛けるものと心得ておいてください」と答えるしかない。

ことに現代型うつの人は、元気が出ないイコール病気といった発想をしがちのようである。病気なんだから、それを治すのは医療者の義務であろうといった論法になりかねない。あるいは、どこかに元気の出る薬があって、それが問題を一挙に解決してくれる、と。

とりあえず薬で多少なりとも底上げを図って、あとは生き方――ものごとの感じ方、受けとめ方、価値観、優先順位、生活態度（むしろ世渡り術と言うべきか）、幸福へのイメージなどを調整していく。同時に環境や状況へも可能な範囲で「すり合わせ」を試みる。そうやって仕事へ復帰するための練習を重ねていく。うつを「損をした」「ひどい目に遭った」「××さえなかったら」と恨まずに、人生を仕切り直す好機と捉えたほうがいいですよと伝える。それが基本的なスタンスとなる。だが当事者としては、そんなことを言われると「なまぬるい」と感じるらしい。医療者の言い訳みたいに聞こえがちのようである。

古典的うつ病では寛解して職場へ戻っていけるケースが多いが、それに比べて現代型うつでは、人生の進路に変更を余儀なくされることが多い気がする。そもそも現代型うつには脳内の生化学的異常というよりも不適応の顕在化といったニュアンスが強い。ならば、「元気の出る薬」によって空元気《からげんき》が出たとしても不適応の実態が変わっていなければ、いずれ破綻を生ずるに違いなかろう。職場の環境や仕事内容や対人関係の問題なのか、それとも当事者本人の柔軟性や考え方やストレス耐性の問題なのか。家族関係はどうなのか。おそらくそれらのすべてに問題があって「うつ」に陥っているのだろう。自分の内面を（地道な努力によって）多少なりとも変えてみても、なかなか効果は出るまい。それでも根気よくさまざまなアプローチを図っていくしかない。

「はじめに」では、結果オーライでとにかくあれこれやってみよう、でも根気よくやらないとね、といった「おおらかな姿勢」の重要性が述べられていた。こうすればズバリ解決なんて方法はない。でもそれは「打つ手がない」ことを意味してはいない。人それぞれの方法があるということで、逆に言えば、それほどに多様性がある状態を「うつ」と一括りにしてしまう診断のありかたに問題があるし、また診断されることによって医療への過剰な期待が生まれるということになろう。悔しいけれど、「あっという間に」「みるみる」なんてことを期待しないところからスタートせざるを得ない。いや、「あっという間に」「みるみる」なんて事態が起きたら躁転でも疑ったほうがいい。

根気よくやっていくのは辛いものである。これでいいのだろうか、重要なことをおざなりにしてはいないか、無駄なことをしているのではないだろうか、と疑惑が生じてくる。不安になってくる。だからこそ、経験豊富な複数の執筆者が知恵を持ち寄ることに価値が生じてくる。本書によって知識を獲得し援助の姿勢を掴み取っていただくと同時に、援助者（と当事者）にとって「長期戦」の心の支えになれれば嬉しい、と考える次第である。

執筆者一覧

（五十音順）

春日武彦 ……………………編著者略歴に記載［第1-2章／コラム1-3／おわりに］

吹田朝子 ……ファイナンシャル・プランナー（CFP®）／STコンサルティング有限会社［コラム9］

砂田くにえ……………………うつの家族の会 みなと［コラム10］

武田 綾 ……………………NPO法人のびの会［コラム8］

埜崎健治 ……………………編著者略歴に記載［はじめに／第3-7章／コラム4-5］

林 彩香 ……………………元看護師／現在会社員［コラム11］

松浦慶子 ……………………臨床心理士［コラム7］

山田 均 ……………………上尾の森診療所［コラム6］

編著者略歴

春日武彦

（かすが・たけひこ）

1951年京都生まれ。日本医科大学卒業後、産婦人科医を経て精神科勤務。都立精神保健福祉センター勤務の後、都立松沢病院精神科部長、都立墨東病院神経科部長、多摩中央病院院長、成仁病院顧問を歴任。
主な著書に、『顔面考』（河出書房新社）、『幸福論』（講談社）、『奇妙な情熱にかられて』（集英社）、『無意味なものと不気味なもの』（文藝春秋）、『天才だもの。』（青土社）、『病んだ家族、散乱した室内』（医学書院）、『援助者必携 はじめての精神科』（医学書院）、『「治らない」時代の医療者心得帳』（医学書院）、『臨床の詩学』（医学書院）ほか多数。

埜崎健治

（のざき・けんじ）

大学卒業後、武蔵野学院教護事業職員養成所を経て神奈川県に入庁。国府実修学校（教護院、現おおいそ学園・自立支援施設）、さがみ緑風園（身体障害者施設）、こども医療センター、精神保健福祉センター、芹香病院（精神科病院）、小田原児童相談所を経て、現在秦野保健福祉事務所に勤務。
約10年間一貫して「うつ」は心の風邪ではなく心の骨折であるという信念の下、「うつのリハビリテーション」に従事してきた。「専門性や理論に囚われることなく、とにかくできることからやってみよう」という「おおらかな姿勢」こそが、「うつのリハビリテーション」には求められると考えている。

「職場《しょくば》うつ」からの再生《さいせい》

印　刷……2013年7月10日
発　行……2013年7月20日
編著者……春日武彦｜埜崎健治
発行者……立石正信
発行所……株式会社 金剛出版（〒112-0005 東京都文京区水道1-5-16）
……電話 03-3815-6661　振替 00120-6-34848
装　幀……戸塚泰雄（nu）
印刷・製本……音羽印刷

ISBN978-4-7724-1323-7　C3011　

✝ 好評既刊 ✝

未熟型うつ病と双極スペクトラム
気分障害の包括的理解に向けて

（著）阿部隆明

「笠原－木村分類」「逃避型うつ病」「ディスチミア親和型うつ病」「現代型うつ病」の概念を受け継ぎ、現代のうつ病の真実を探る決定的臨床論。

四五〇〇円（＋税）

うつを克服する10のステップ
セラピスト・マニュアル

（著）ゲアリィ・エメリィ
（監訳）東 斉彰
（監訳）前田泰宏

六〜一〇セッションで終結する短期型認知行動療法にもとづく本マニュアルは、実際のセラピーですぐに役立つ介入例が豊富に紹介された一冊。

二四〇〇円（＋税）

うつを克服する10のステップ
ユーザー・マニュアル

（著）ゲアリィ・エメリィ
（監訳）東 斉彰
（監訳）前田泰宏

自分の力でうつを乗り越え回復するための方法を、認知行動療法に基づきステップ・バイ・ステップ形式で具体的に解説したセルフヘルプガイド。

二四〇〇円（＋税）

難治性うつ病——見立てと精神療法的取り組み
『精神療法』第36巻第5号

（著）北西憲二ほか

長期化・遷延化する難治性うつ病の精神病理から、森田療法、認知行動療法、夫婦療法、集団精神療法などの各アプローチを展開するための援助者必携ガイド。

一八〇〇円（＋税）

「うつ」の現在
『臨床心理学』第12巻第4号

（著）森岡正芳ほか

現代型うつの病理構造の検証、ライフステージにおける症状の解説、そしてこれらを踏まえた心理援助の方法論を展開する、待望の包括的援助ガイド。

一六〇〇円（＋税）